Annette Knell

Einfach gsund mit Kräutermedizin

Rezepte aus meiner bayerischen Heilpraxis

Annette Knell

Einfach gsund

mit KRÄUTER-MEDIZIN

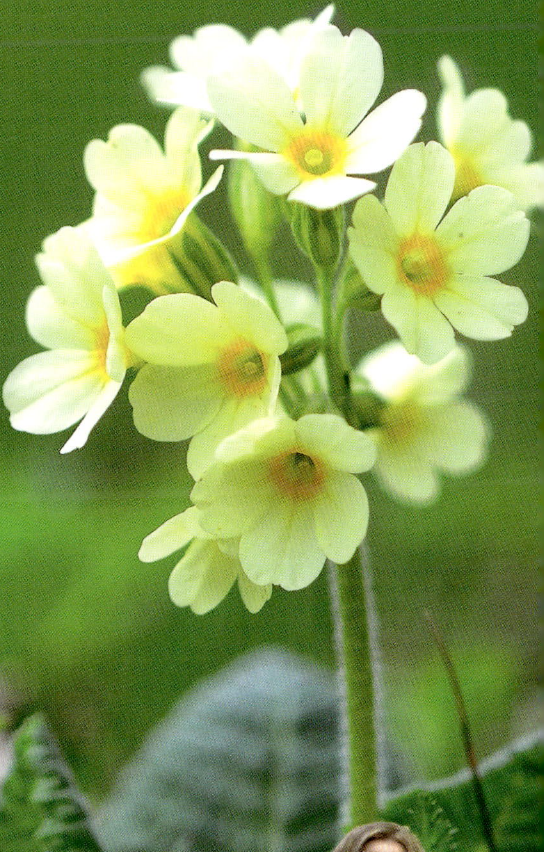

Rezepte aus meiner bayerischen Heilpraxis

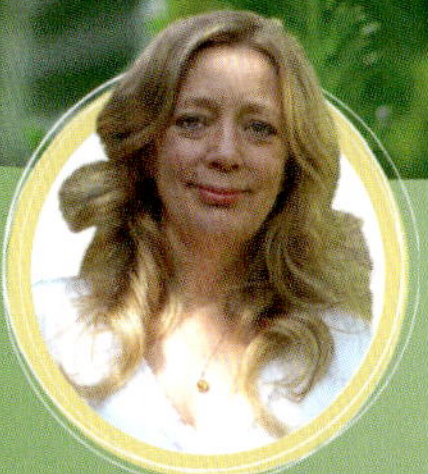

Bibliografische Information der Deutschen Nationalbibliothek

Die Deutsche Nationalbibliothek verzeichnet diese Publikation in der Deutschen Nationalbibliografie; detaillierte bibliografische Daten sind im Internet über http://dnb.dnb.de abrufbar.
ISBN 978-3-95587-745-3

Es bleibt in der alleinigen Verantwortung des Lesers, diese Angaben im Buch einer eigenen Prüfung zu unterziehen. Wenn Sie diese Methoden und Rezepte, die in diesem Buch beschrieben sind, an sich oder anderen anwenden wollen, so tun Sie dies auf eigene Verantwortung und Haftung.

Zeichnungen: Bilder-Atlas des Pflanzenreichs von Dr. Moritz Willkomms, nach dem Englerschen System neu herausgegeben von Prof. E. Köhne (Verlag J.F Schreiber, Eßlingen)
Bilder: www.123rf.com: Paul Grecaud, Adi Ciurea, Cseh Ioan, fortyforks, Dmitriy Syechin, Anton Maltsev, marrakeshh, Filip Fux, Vasyl Kosolovskyy, kzenon, Alexander Raths, famveldman, Siegfried Kopp, amylv; www.pixabay.com; Annette Knell

1. Auflage 2019
ISBN 978-3-95587-745-3

www.battenberg-gietl.de

INHALTSVERZEICHNIS

Einleitung 15

Kräuter und ihre Heilbotschaften 27

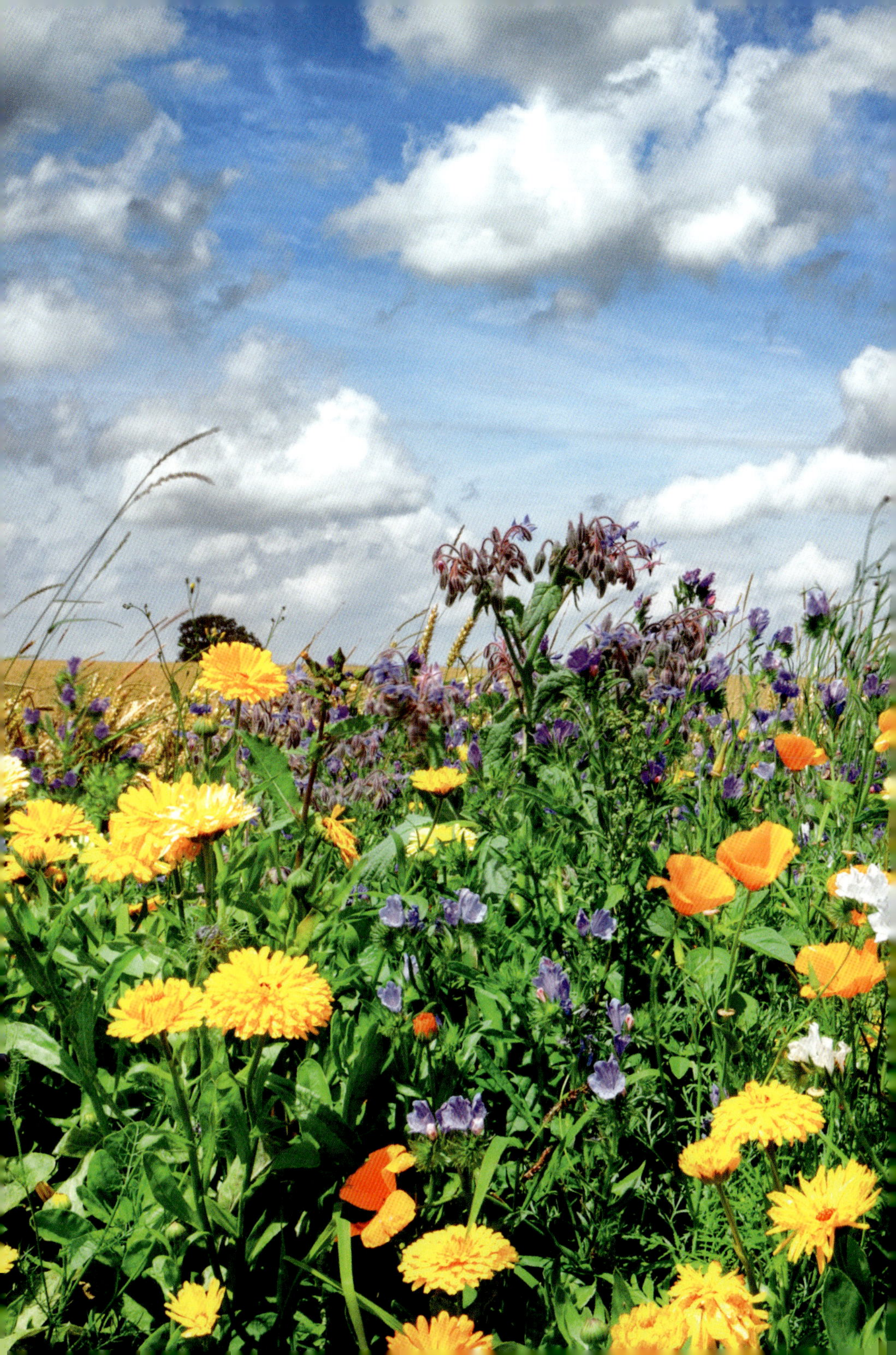

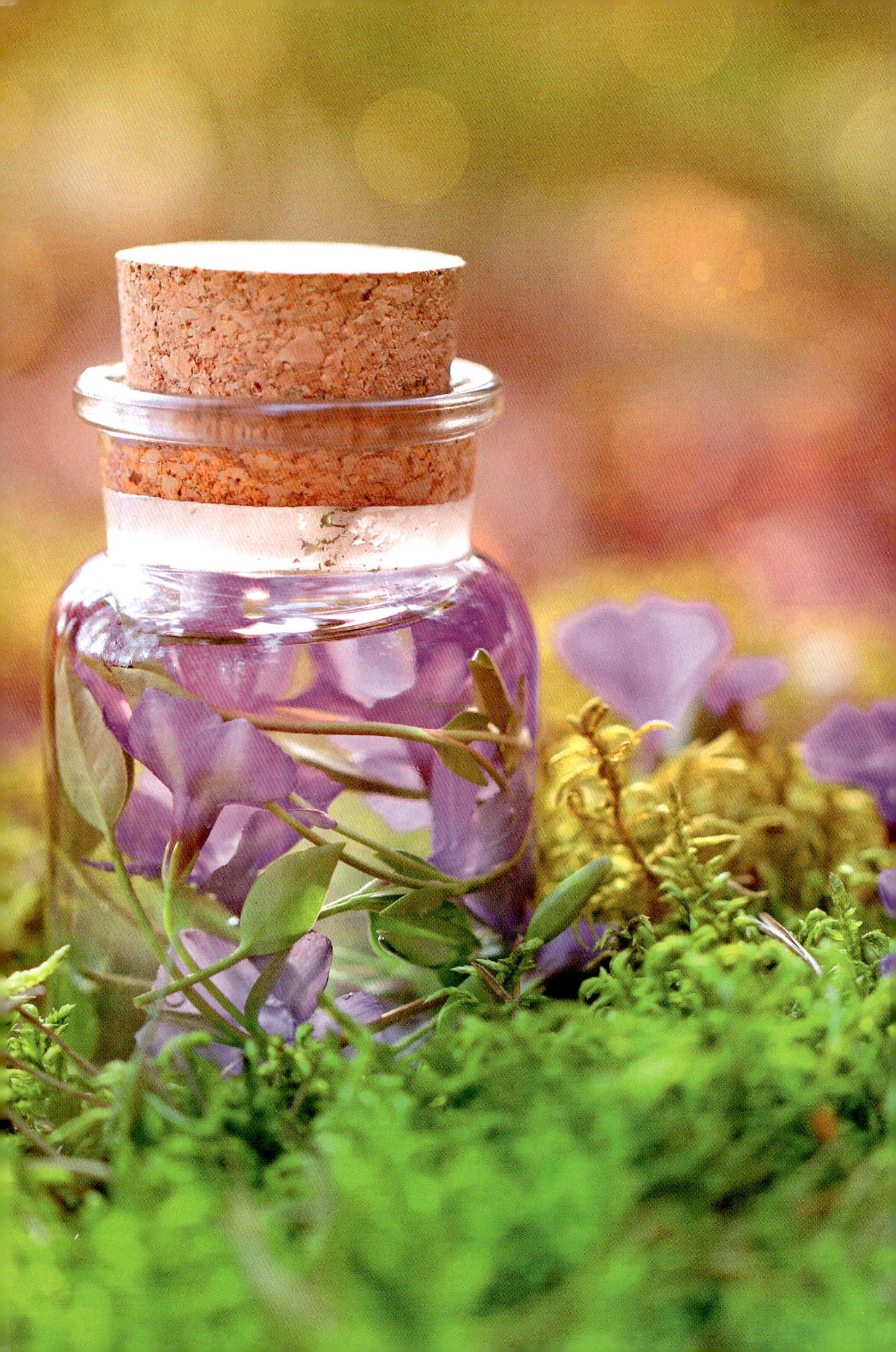

EINLEITUNG UND WICHTIGE PRAXISTIPPS ZUR ANWENDUNG DER REZEPTE

Wir Menschen sind geschaffen aus den Elementen des Kosmos. Erde, Wasser, Feuer, Luft. Ohne sie wären wir nicht am Leben. Wir ernähren uns von den gleichen Substanzen wie die Pflanzen. Aus Erde, Wasser, Sonne und Luft. Es ist nur natürlich uns mit dem zu stärken, zu heilen und zu nähren, das uns am nächsten ist, nämlich mit der Natur und nicht mit den künstlich-chemischen Medikamenten.

So wie die Strahlen der Sonne von einer definitiv höheren Qualität sind als die Strahlen einer Sonnenbank beispielsweise, so verhält es sich auch mit der Heilkunde. Die Schulmedizin und die Naturheilkunde haben vielleicht den gleichen Effekt, aber trotzdem ist in der Anwendung der Natur noch mehr Lebensvitalität enthalten als in chemischen Drogen. Außerdem ist die Naturmedizin in fachgerechter Anwendung meist ohne Nebenwirkungen und passt besser in unser Körpersystem.

Seit Jahrtausenden gibt es die Naturheilkunde, viel Wissen davon liegt im Vergessenen begraben, man muss es nur wieder entdecken.

Ich bin überzeugt davon, weil ich es weiß aus meiner jahrelangen Praxis als Heilpraktikerin, dass die Naturheilkunde, wenn man das richtige Mittel ausgewählt hat, genauso schnell und intensiv wirken kann wie die Schulmedizin, und zudem ohne die Nebenwirkungen, für die dann in der Schulmedizin das nächste Medikament verschrieben wird. Immer noch wird die Heilkraft der Natur verkannt.

In meiner Heilpraktikerpraxis behandle ich seit über 20 Jahren ausschließlich mit Naturheilkunde.

Angefangen mit der Traditionellen Chinesischen Medizin, unseren abendländischen Kräutern und mit den von mir entwickelten BlütenSeelen®, mit Massagen und auch mit spirituellem Heilen. Das spirituelle Heilen gründet auf meiner Fähigkeit, wie ein Kanal für das Bewusstsein und Wissen aller Lebewesen zu wirken. So können mir Pflanzen von ihrer Heilwirkung erzählen, genauso wie ich eintauchen kann in das nicht sichtbare Geschehen der Menschen – sei es emotional, körperlich, geistig, seelisch oder karmisch.

Durch meine Hellsichtigkeit kann ich Ursachen von Krankheiten erkennen und sehr häufig ist es die Seele, die zu Krankheit führt. Seelisches Ungleichgewicht und intensive Emotionen ziehen eine Veränderung im Körper nach sich. Man verkrampft sich, Energien fließen nicht mehr in die von der Natur vorgegebene Richtung. Organe erschöpfen sich oder stellen gar ihren Dienst auf ein Minimum ein, es kann zu einer Unterfunktion als auch einer Überfunktion eines körperlichen Organes oder Systems kommen. Natürlich gibt es noch andere Gründe von Erkrankungen wie falsche Ernährung, zu wenig oder zu viel Bewegung, klimatische Einflüsse, Unfälle, Genetik, Traumen. Aber in unserer zivilisierten, kultivierten Welt sind diese Ursachen, zumindest bei meinen Patienten, meistens im Hintergrund.

Denn auch wenn man sich ungesund ernährt oder sich zu viel bewegt im Sport, sind auch hier seelische Ursachen vorhanden. Das zu viele Essen kann ein Symptom sein von Unzufriedenheit, der übermäßige Sport um Stress abzubauen.

Ich behandle und therapiere beides. Ich decke die geistigen und emotionalen Ursachen auf und verordne Kräuter in verschiedenen Darreichungsformen, damit der Körper Unterstützung erfährt auf seinem Weg der Heilung.

Der Körper ist weise. Das heißt, er will uns eigentlich mit der Krankheit helfen. Er versucht dadurch etwas wieder ins Gleichgewicht zu bringen, was aus der Balance geraten ist. Der Mensch wird dann krank, wenn er eigentlich unglücklich ist und nicht in seiner Mitte. Wenn ein Ungleichgewicht zu intensiv ist, nicht mehr ertragbar scheint, reagiert der Körper. Meistens muss man sich ausruhen und sich bei Krankheit zurückziehen, besinnen. Nimmt man sich die Zeit und lauscht in sich hinein, versteht man auch, was die Erkrankung einem zu sagen hat. Jede Krankheit hat eine ganz eigene Botschaft für den Patienten, eine sehr individuelle, und doch habe ich im Laufe der Zeit erfahren dürfen, dass Organe und ihre Sprache einander ähneln. Und letztendlich ist es immer ein Mangel an Selbstliebe, der zu einer Krankheit führt.

Somit kann Spontanheilung geschehen, wenn die Annahme der eigenen Bedürfnisse stattfindet.

Ich weiß, eine gesunde glückliche Menschenseele ist nicht krank, oder nur sehr selten. Der Mensch altert nur, aber wirkliche schwere, chronische Krankheiten sind nicht normal, sondern sollten eher die Ausnahme sein.

Intensive und länger andauernde Emotionen wie Ängste, Sorgen, Ärger, Trauer, Frustration, Ausweglosigkeit, Mangel an Eigenliebe führen zu Krankheit. Die Dauer des Ungleichgewichtes ist ein entscheidender Faktor in der Krankheitsentstehung. Ein Knochen nutzt sich ja auch nicht davon ab, wenn man einmal schwer körperlich arbeitet, sondern die stetige Überanstrengung kann zu einer Abnahme der Knochenmasse führen.

Die meisten denken, es ist normal im Alter alle möglichen Kranheiten zu haben. Das ist es nicht. Es gibt Verschleißerscheinungen, ja, aber bei guter Lebensführung kann man bis ins hohe Alter einigermaßen gesund sein. Krankheiten sind nur deshalb so häufig, weil man schwächer wird, und sich z.B. überfordert mit der Arbeit oder weil man Zeit seines Lebens nicht auf seine Gesundheit geachtet hat, oder weil man einsam ist im Alter, den Verlust eines Lebenspartners nicht verkraftet oder weil man sich nicht mehr gebraucht fühlt. Und was am wichtigsten ist, weil man glaubt, dass alles schlechter wird im Alter und man unbedingt dagegen Medikamente nehmen muss. Doch je mehr an Medikamenten man nimmt, desto kränker wird man, längerfristig gesehen. Man sollte immer, wenn es irgendwie möglich ist, die Krankheit mit der Naturheilkunde behandeln, weil eben diese nebenwirkungsfrei ist. So wie die Muttermilch normalerweise die optimalste Nahrung für das Baby ist, so ist die Natur unsere Muttermilch und die beste Heilerin. Also versuchen Sie sich mit dem Gedanken mal anzufreunden, dass Sie auch noch im Alter gesund sein können, wenn Sie auf sich achten.

In dem göttlichen Plan ist die Apotheke für uns, nämlich die Natur, direkt vor unserer Haustür. Im Wald und auf Wiesen. Das normalerweise reichlich. Leider sind unbehandelte Wiesen nur noch selten zu finden, aber wenn Sie sich mal auf eine begeben, werden Sie feststellen, dass auf einem Quadratmeter Wiese sehr viele verschiedene Heilkräuter gedeihen und das von Frühling bis Herbst. Sie können auch in Ihrem Garten Ihr eigenes Heilkräuterreich gestalten. Diese frisch geernteten Kräuter sind noch stärker in der Heilkraft; kaufen Sie als Mutterpflanze nur biologisch unveränderte Heilkräuter. Zudem sind diese Blumen hübsch anzusehen und sowohl sehr resistent als auch pflegeleicht. Man braucht nicht viele Kräuter, um sich eine gute Hausapotheke anzuschaffen. Mit dem Buch in der Hand können Sie dann bei Bedarf selbst Ihre eigene Mischung bei Erkrankung herstellen. Frisch oder getrocknet.

Vergessen Sie nie, Sie selbst sind Ihr Körper, Sie selbst bestimmen Ihren Zustand, auch wenn Sie nicht immer wissen, warum es Ihnen grad nicht gut geht. Sie selbst haben die Heilung letztendlich in der Hand, indem Sie der weisen Stimme Ihres Körpers Aufmerksamkeit schenken. Ihre Gedanken und Gefühle beeinflussen stark Ihren Stoffwechsel. Sind Sie glücklich mit sich, wahrlich erfüllt, dann werden Sie auch gesund sein.

Meine erste positive Erfahrung mit der Naturheilkunde hatte ich im Alter von 24 Jahren.

Als Kind und Jugendliche erkrankte ich sehr oft an einer eitrigen Mandelentzündung; diese wurde damals nur mit Penicillin behandelt, was dazu führte, dass ich sie immer wieder bekam. Es war immer ein Rest an Bakterien wohl in mir bleibend, mein Immunsystem war durch die Antibiotika-Behandlung geschwächt, so dass die Entzündung beim kleinsten Stress immer wieder aufflammte.

Mit 24 Jahren war ich bereits in der Ausbildung zur Heilpraktikerin und erlernte die Traditionelle Chinesische Medizin samt deren Kräuterheilkunde. Da gab es ein Teerezept gegen wiederkehrende Mandelentzündung. Noch unbedarft und unerfahren trank ich den chinesischen Absud das erste Mal, er schmeckte abscheulich, aber die Wirkung war bombastisch. Denn nach 5 Tagen war die eitrige Mandelentzündung vollkommen ausgeheilt und seitdem hatte ich sie nie wieder. Das ist jetzt fast 30 Jahre her.

Natürlich blieb ich bei der TCM und durfte in meiner 25-jährigen Praxis erfahren, wie schnellheilend und wirkungsvoll Heilkräuter sein können. Die chinesischen Käuter kocht man länger, weil meistens Wurzeln in den Mischungen sind, welche eine längere Einwirkzeit im Wasser benötigen. Blüten und Blätter werden in der Regel nur kurz mitgekocht.

Ich empfehle Ihnen deshalb auch unsere Heilkräuter länger ziehen zu lassen, so dass der Tee intensiv wirken kann. Sicherlich hat er dann nicht unbedingt den besten Geschmack, aber die Heilung steht ja im Vordergrund. Zudem ist ja der Geschmack schon ein Teil der Heilung, denn jeder intensive Geschmack führt auch zu körperlichen Reaktionen.

Mit der Zeit verschrieb ich zusätzlich auch unsere abendländischen Kräuter.

2007 erfand ich die BlütenSeelen®, welche ich selbst produziere und verkaufe. Seitdem erfahre ich auch hier durch Kunden und Patienten, wie wirkungsvoll Pflanzen auch auf die Seele des Menschen Einfluss nehmen. BlütenSeelen® sind Blütenessenzen, welche die Psyche des Menschen beeinflussen und so letztendlich auch zu einer körperlichen Heilung führen. Sie werden ausschließlich aus hochwertigen Zutaten hergestellt. Mehr darüber lesen Sie in meinem Buch BlütenSeelen®.

Oft ist es heilender, neben der inneren Einnahme von Kräutern diese auch äußerlich anzuwenden. Dazu könnten Sie selbstgemachte Tinkturen verwenden, Öle, Balsame oder Cremes. Verwenden Sie ausschließlich Zutaten und Kräuter aus biologischem Anbau. Sie werden den Unterschied schmecken, sehen, riechen und fühlen.

Das Buch in Ihrer Hand hat nicht alle Heilkräuter berücksichtigt. Nur die gängigsten und bekanntesten werden hier aufgeführt. Denn es ist möglich, dass Sie mit 20 verschiedenen Kräutern zu Hause gerüstet sind für sehr viele Krankheiten. Es kommt auf die Kombination der einzelnen Kräuter an, welche den Unterschied in der Heilwirkung erzeugt.

Jedes Heilkraut hat mehrere Wirkungen, die Mischung mit den anderen hebt die einzelne Wirkung hervor. So wie Sie einem Kleidungsstück in Kombination mit anderen Kleidungsstücken einen gewissen Stil hervorheben können, so ungefähr können Sie sich das bei Kräutern vorstellen. Die Kamille beispielsweise hat ein sehr breites Behandlungsspektrum. Wollen Sie Husten lindern, kombinieren Sie die Kamille mit Kräutern, die eine Hauptwirkung auf die Lunge und Bronchien haben. Wollen Sie Magenschmerzen allerdings lindern, werden Sie die Kamille in Kombination mit magenfreundlichen Heilkräutern anwenden.

Als Tochter einer Imkerin mache ich auch sehr positive Erfahrungen mit den Produkten aus dem Bienenvolk. Deshalb sind auch diese Geschenke der Bienen hier erwähnt.

In unserer Gesellschaft gelten viele Erkrankungen deshalb als unheilbar, nur weil die Forschung noch kein passendes Medikament gefunden hat. Was aber nicht heißt, dass die Krankheit unheilbar ist. Lassen Sie sich nicht entmutigen vom allgemeinen Glauben. Die naturwissenschaftliche Medizin steckt noch in den Kinderschuhen, was ihre zeitliche Präsenz anbelangt.

Die göttliche Schöpfung ist etwas so Vollkommenes, warum sollte es also Krankheiten geben ohne die passende Heilung dafür? Zumindest für die meisten davon gibt es sie.

Zubereiten eines Tees

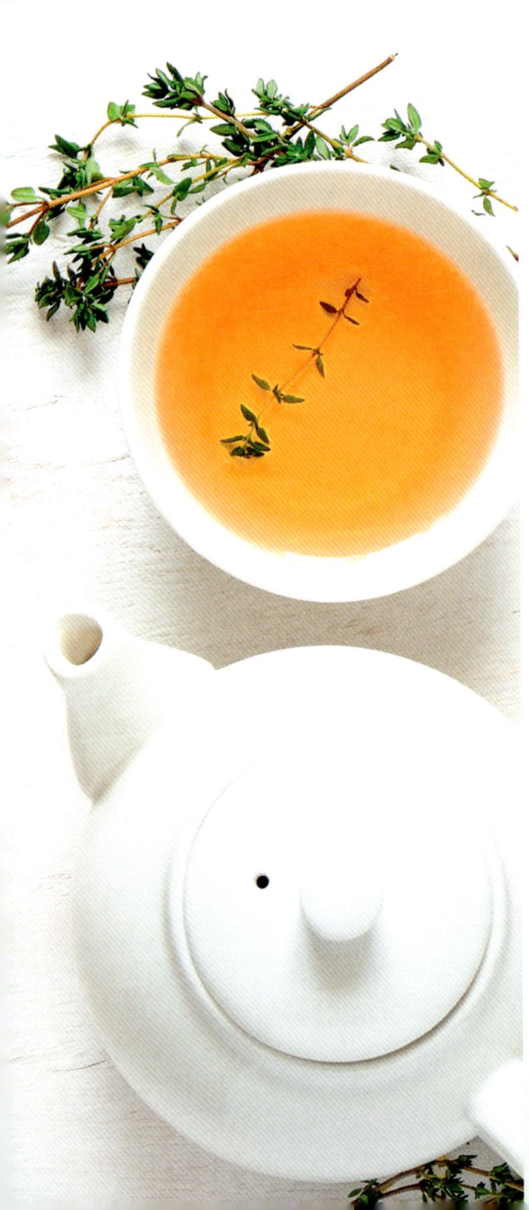

Die Teemischungen im Buch sind im Verhältnis für ungefähr 4 Wochen Anwendung gedacht. Die Zahlenangaben sind Grammangaben. Falls Sie weniger benötigen, reduzieren Sie die Kräuter, aber beachten Sie immer das Relationsverhältins der Kräutermenge untereinander.

Zubereitung für Erwachsene:
Geben Sie von dem Rezept 2 Esslöffel in eine Kanne und übergießen Sie diese mit einem Liter kochenden Wassers. Lassen Sie die Mischung bis zu 15 Minuten ziehen, dann abseihen. Trinken Sie davon 3 bis 5 Tassen täglich, wenn möglich warm. Trinken Sie den Tee schluckweise auf leeren Magen, dann ist die Wirkung stärker. Gut wäre es eine halbe Stunde vor dem Essen oder 2 Stunden danach. Falls Sie das nicht schaffen, dann trinken Sie ihn einfach zum Essen. Falls Ihnen der Absud zu stark ist, dann können Sie auch die Menge auf einen Esslöffel reduzieren. Falls er Ihnen zu schwach ist, köcheln Sie die Kräuter erst kurz auf, und dann lassen Sie diese 10 Minuten ziehen.

Wurzeln geben Sie zuerst in das Wasser und lassen diese dann 5 bis 10 Minuten köcheln, auch ganze Samen wie Fenchel lassen Sie 5 Minuten auf kleiner Flamme köcheln, dann geben Sie anschließend die Blüten, Stiele, Blätter hinzu.

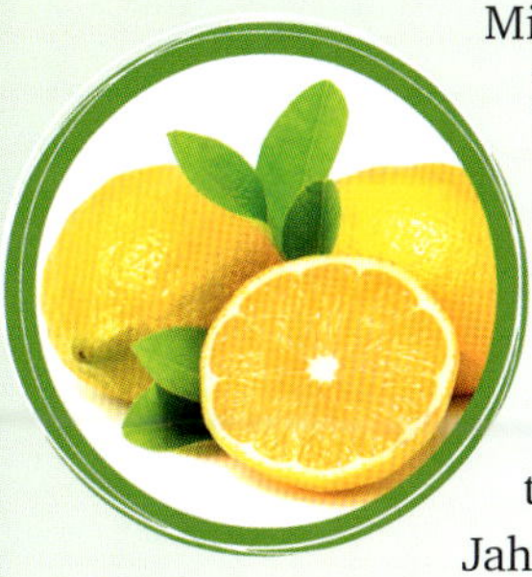

Ich persönlich trinke das ganze Jahr über Tee, im Sommer lasse ich ihn einfach offen in der Kanne abkühlen und trinke ihn über den Tag verteilt anstatt Wasser; wenn es sehr heiß ist, können Sie der Mischung noch einen Schuss Zitrone hinzugeben.
Im Winter trinke ich den Tee warm. Es ist sinnvoll sich den äußeren Bedingungen anzupassen, also der Temperatur.

Zubereitung für Babys und Kleinkinder:

Je jünger ein Kind, desto weniger Tee. Einem Baby und Kleinkind geben Sie 3 Teelöffel bis zu einer kleinen Espressotasse täglich zu trinken. Sie geben auch nur einen Teelöffel der Kräutermischung auf eine große Tasse heißes Wasser und lassen sie nur höchstens 5 Minuten ziehen. Falls der Geschmack zu intensiv für das Kind ist, verdünnen Sie den Tee mit Wasser. Süßen Sie es ruhig mit einem Teelöffel guten Imkerhonigs.

Kinder und Jugendliche:

Einem Kind geben Sie bis zu 3 kleine Tassen täglich. Den Infus bereiten Sie nur aus einem Esslöffel Kräuter.

Lagern von Tee:

Dunkel kühl und trocken! Das sind die 3 wichtigsten Parameter, um die Heilkraft der Kräuter so lange wie möglich zu bewahren. Also in dunklen Schraubgläsern oder in einem Schrank aufbewahren. Stellen Sie die Tees an einen schattigen Platz. Vermeiden Sie direkte Sonneneinstrahlung.
Die Heilkraft eines Kräutleins hängt natürlich auch stark von ihrem Wachstumsstandort ab. Ist es Ihnen möglich rein ökologisch angebaute Kräuter zu erhalten, erhöhen Sie damit die Heilkraft der Kräutertees. Sie sehen gute Qualitiät schon an der intensiveren Farbe der Kräuter und riechen es am Duft.

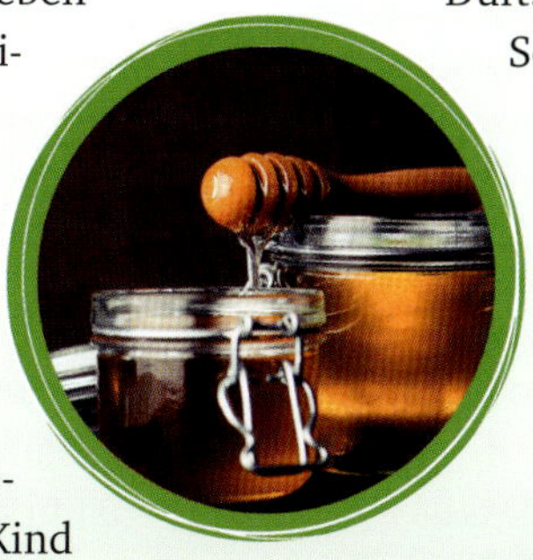

Sehr oft sind Sie besser beraten aus ökologischem Kräuterhandel zu beziehen als aus der Apotheke.

Zubereiten einer Tinktur

Für eine Tinktur können Sie entweder getrocknete oder frische Kräuter verwenden. Ich persönlich bevorzuge frische Kräuter, denn je frischer ein Produkt ist, desto reicher ist es an Vitalstoffen und Kraft. Dazu müssen Sie sich aber vertraut machen mit den Kräutern: ihrer Erntezeit, Trocknung, Bestimmung, welcher Teil von der Pflanze verwendet wird u. a. Zum Ansetzen der Tinktur geben Sie die Kräuter in ein luftdicht verschließbares Glas, bis das Glas halb voll ist, bedecken dies mit ungefähr 35 % Alkohol wie Obstbrand oder Wodka und lassen es ein paar Wochen ziehen. Süße Kräuter könnten Sie auch in süßen Likören ansetzen oder süßem Wein. Der Zuckergehalt wirkt konservierend. Sehr lecker ist es auch, die Kräuter in Met (Honigwein) anzusetzen. Das Glas immer wieder mal umdrehen und schütteln. Stellen Sie es auf die Fensterbank in die Sonne. Nach ein paar Wochen abseihen und in dunkle Flaschen abfüllen. Kühl und dunkel lagern.

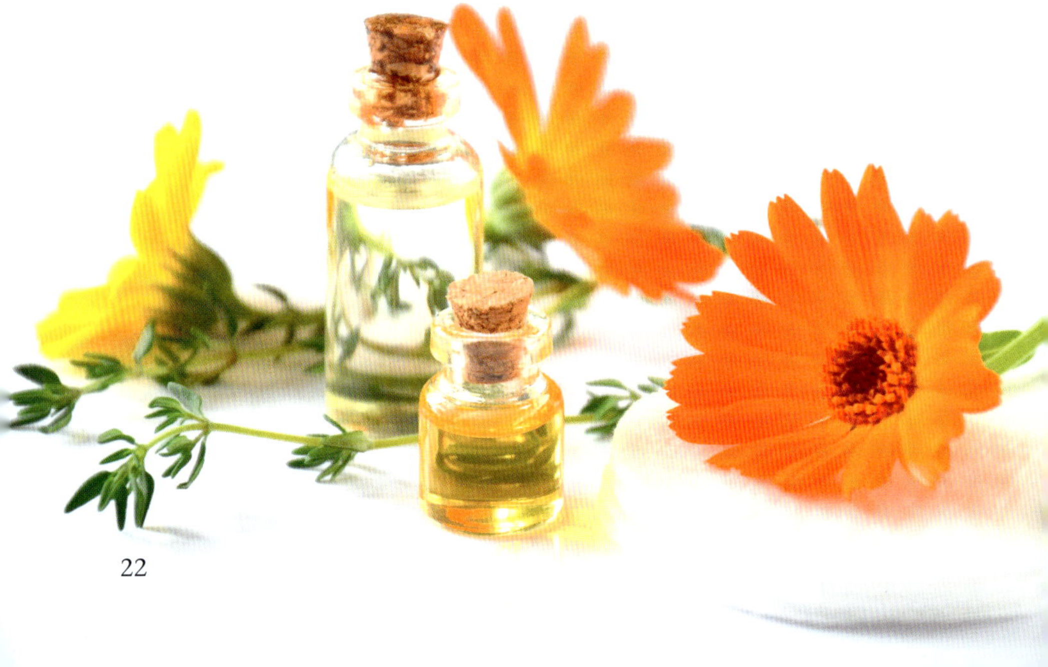

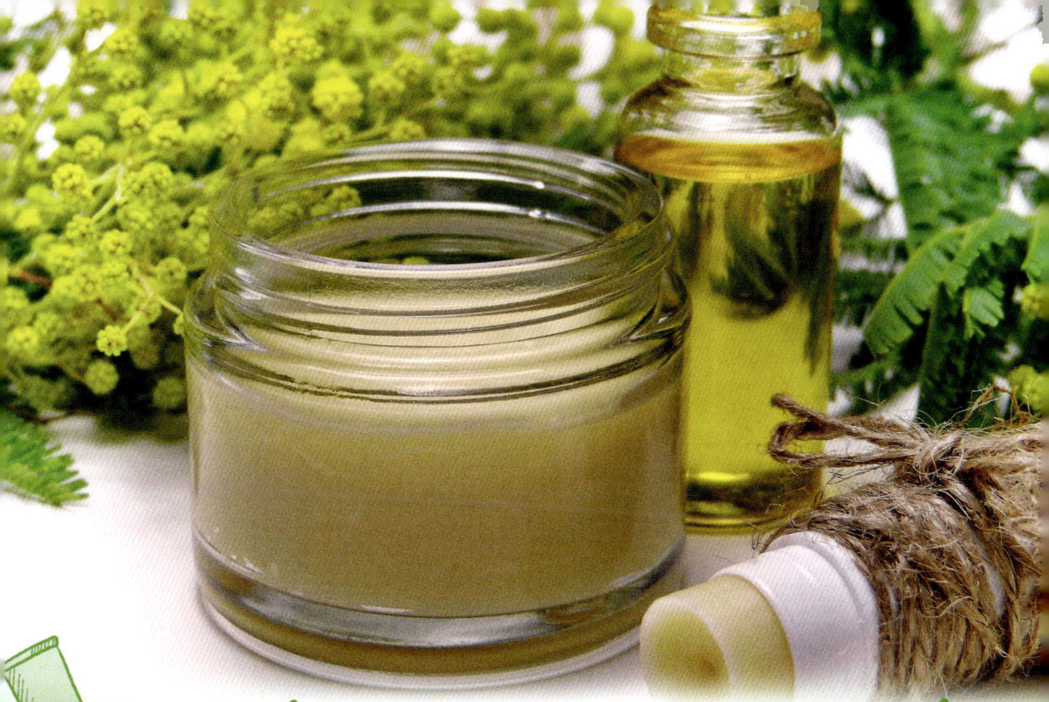

Zubereiten eines Körperöls

Die einfachste Methode ein Körperöl herzustellen ist folgende: Fügen Sie einem Basisöl wie z. B. Sesamöl, Mandelöl, Sonnenblumenöl, Olivenöl oder anderen rein natürliche ätherische Öle hinzu. Schütteln Sie es mehrmals heftig, lagern Sie das Öl wie auch die Heilkräuter in dunklem Glas. Schütteln Sie es immer vor der Anwendung.

Man kann sich auch Öle aus frischen Kräutern herstellen, das bekannteste ist das selbst produzierte Johanniskrautöl. Um Öle aus Kräutern herzustellen machen Sie Folgendes:

Geben Sie die frischen Kräuter in ein helles Schraubglas, übergießen diese bis zum Rand des Glases mit einem Öl Ihrer Wahl. Ich verwende meistens Sesamöl und stelle das Glas in die Sonne ans Fenster für bis zu 3 Wochen. Drehen und schütteln Sie es einmal täglich. Abseihen – fertig.

Für einen Liter Öl können Sie gern zwei Handvoll frische, klein geschnittene Kräuter verwenden. Sehr fein ist ein Kamillenöl. Es duftet herrlich und ist wundervoll anzuwenden bei Bauchschmerzen der Kinder und Babys.

Anwendung der BlütenSeelen®

Die BlütenSeelen® sind Blütenessenzen, hergestellt aus heimischen Wildkräutern, welche heilend auf die Seele wirken. Sie wurden von mir 2007 selbst erschaffen und erfreuen seitdem mit großem Heilerfolg. 2009 veröffentlichte ich das Buch „BlütenSeelen“ dazu. Mit dem

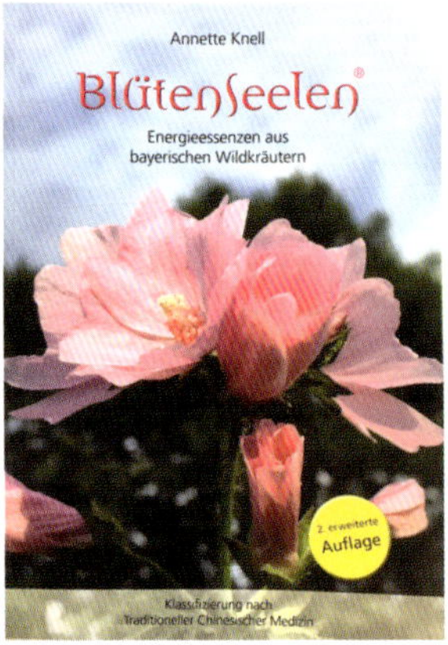

Buch in der Hand wissen Sie, welche der BlütenSeelen® für Sie passt, wie sie wirkt und wie sie einzusetzen ist. Die Blütenessenzen sind ausschließlich aus heimischen Kräutern hergestellt. Die Zutaten sind rein ökologisch. Sie finden die passende BlütenSeele® für sich heraus, indem Sie sich beraten lassen von einem ausgebildeten BlütenSeelen®-Fachberater; diese finden Sie auf der BlütenSeelen®-Website oder Sie informieren sich auf meiner Website www.bluetenseelen.de. In der Regel tragen Sie die BlütenSeele® auf eines oder mehrere Chakren auf. Hierzu geben Sie einfach 3 bis 5 Tropfen

Die Chakren

○ = Scheitelchakra
● = Stirnchakra
● = Halschakra
● = Herzchakra
● = Solarplexuschakra
● = Sakralchakra
● = Wurzelchakra

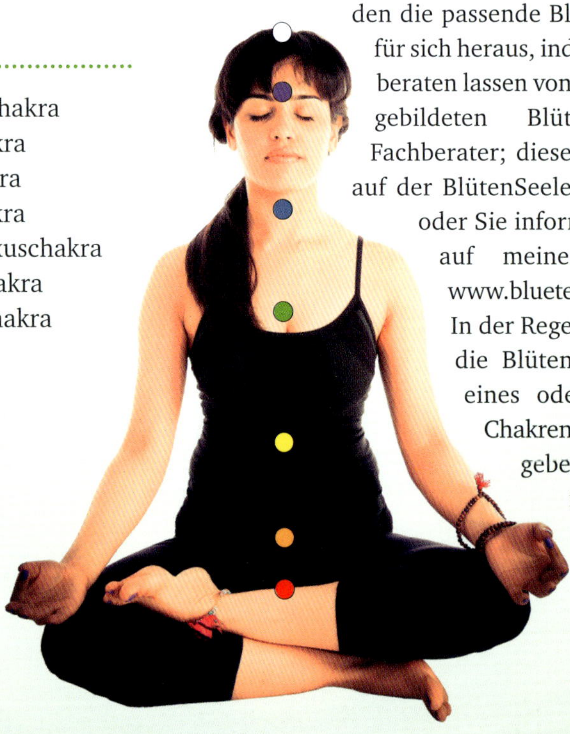

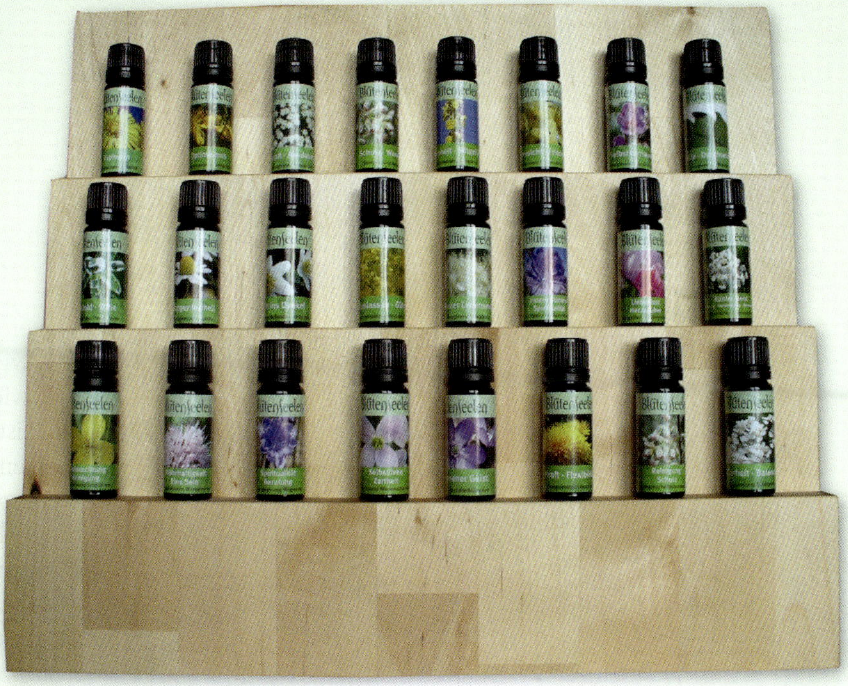

auf das Chakra oder auch auf die kranke Körperstelle.

Selten verwendet man die BlütenSeelen® innerlich, das sollte bei Bedarf abgeklärt werden.

Um ganz gesund zu sein, ist es eine Grundvoraussetzung, dass auch die Seele, Ihr Herz und Ihr Geist glücklich sind.

Rechtliches noch zu guter Letzt: Ich will Ihnen mit diesem Buch eine Art Hausapotheke an die Hand geben, Ihr Vertrauen in die Natur stärken und ich lasse Sie profitieren von dem reichen Erfahrungsschatz aus meiner Praxis. Natürlich sollten Sie bei Beschwerden zuerst einmal um die Diagnose wissen, bevor Sie selbst ein Rezept für sich anwenden. Ein Gang zum Arzt oder Heilpraktiker/Heiler Ihres Vertrauens soll das Buch nicht ersetzen. Wissen Sie aber den Namen und die Ursachen Ihrer Erkrankung, können Sie dann mit Tees, Tinkturen oder Ölen Ihre Heilung kräftig vorantreiben.

Ich wünsche Ihnen von Herzen Gesundheit.

Finden Sie den Glauben zurück in Ihre Natur.

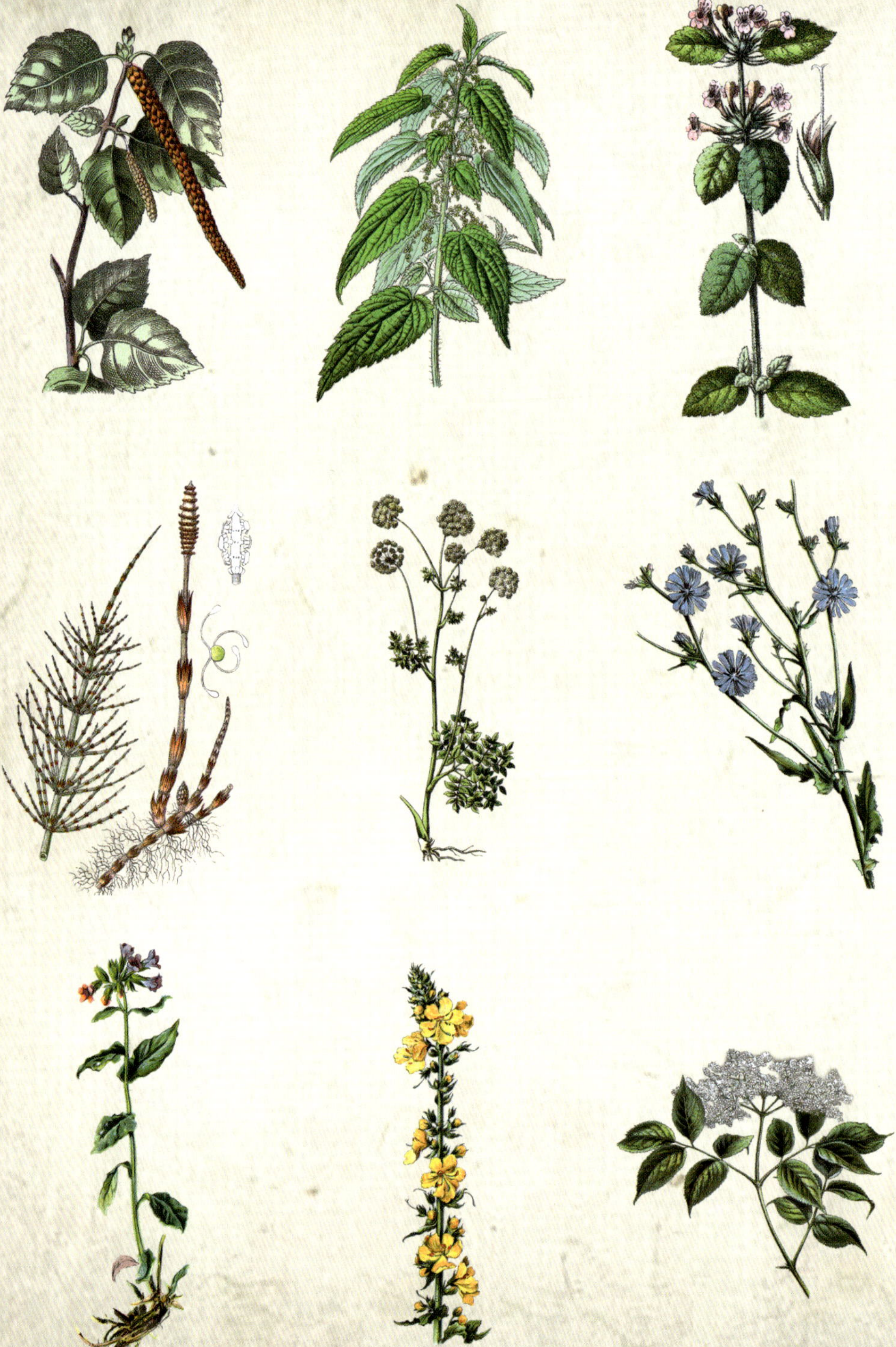

DIE HEILKRÄUTER UND IHRE BOTSCHAFTEN

Nachfolgend sprechen die Heilkräuter selbst. Das mag für den Leser etwas fremdartig klingen, aber meine langjährige Praxis als Seherin bestätigt dies immer wieder. Oft erhielt ich auch Botschaften, von denen ich noch nie etwas gehört hatte; diese finden sich dann in wissenschaftlichen Berichten bestätigt, die jedoch noch sehr neu und deshalb auch noch der Allgemeinheit nicht bekannt sind. Die Heilkräuter erzählen nachfolgend ihre wichtigsten Heilwirkungen. Auch wenn ich diese Wirkungen medial erfahren habe, sind sie doch durch die Jahrtausende lange Erfahrung der Naturheilkunde auch in Büchern aufgeschrieben. Außerdem erzählen sie mir Tipps und Tricks, welche heutzutage in Vergessenheit geraten sind. Die Sprache ist wohl eher etwas altertümlich, wenn die Kräuter sprechen. Jedem Lebewesen, sei es Mensch, Tier oder Natur, wohnt ein Geist inne, der sich auch mitteilen kann, wenn man die Fähigkeit hat ihn zu hören.

Jacobus Theodorus Tabernaemontanus

Die altertümlich wirkenden Rezepte stammen vom Jacobus Theodorus Tabernaemontanus aus dem im Jahre 1588 erstmals veröffentlichten Werk das Neuw Kreuterbuch, sein Hauptwerk, das ihn berühmt machte. Dieses Kräuterbuch machte ihn zu einem der bedeutendsten Botaniker des 16. Jahrhunderts. J. T. Tabernaemontanus war ein deutscher Arzt und Apotheker sowie Professor für Medizin und Botanik. Hier finden Sie medizinische Ratschläge, aus der zum vierten Mal überarbeiteten Auflage, erschienen 1731, erprobt und angewendet über viele Jahrhunderte.

Beifuß

Artemisia vulgaris

Machtwurz

Körperliche Anwendung, empfangen vom Pflanzengeist des Beifußes

Meine Energie ist von warmer trockener Natur. Ich wirke vorwiegend auf den Unterleib der Frauen, die Milz, Leber, Galle und das dritte Auge. Ich halte Krankheit und schlechte Energie von dir fern und bin so etwas wie ein äußeres Immunsystem. Ich erwärme dich und stärke dich. Ich schütze deine Seele in der Zeit, wo sie schutzlos und die Aura gebrochen ist. Und so baue ich deine Aura wieder auf: bei Neuem; nach Traumen; bei einem Geschehen, das dich ins Mark erschüttert hat; bei Verletzungen und Verwundungen; bei Unfällen und Operationen. In dieser Zeit bin ich sehr hilfreich. Nicht nur begleite ich dich in andere Dimensionen, auch helfe ich schwere Krankheiten zu heilen. Ich unterstütze die Heilungsprozesse und bin als Begleiter in diesen Zeiten ein Katalysator, welcher die Heilung beschleunigt.

Außerdem erwärme ich deinen Rücken, lindere bei Bandscheibenvorfall, kräftige deine Leber und deinen Rücken und stärke sehr stark das Rote, also das Blut in dir.

In die Schuhe gelegt stärke ich die Kraft zu gehen und zu wandern über lange Strecken. Menschen, die also lang auf den Beinen sind, schenkt der Beifuß im Schuh schmerzfreie Füße. Müde, schwere, geschwollene Beine mache ich frisch und schlanker.

So höre, wenn eine Frau Kälte im Unterleib hat, so bringe ich Wärme in sie, indem ich die hormonellen Zentren im Gehirn anrege, die für den Unterleib von Bedeutung sind, als auch die Hormonzentren, also die Eierstöcke selbst.

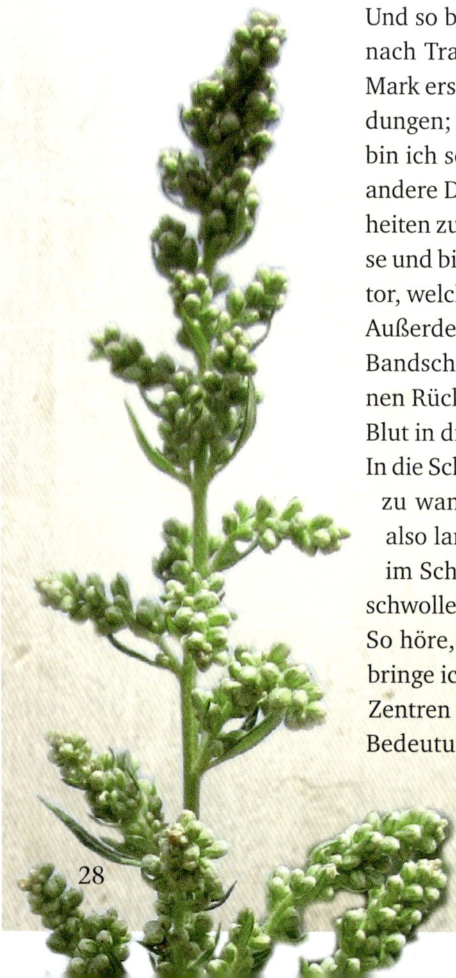

Das bedeutet, leidet eine Frau an Unfruchtbarkeit aufgrund eines mangelnden Eisprungs oder einer verzögerten Reifeentwicklung ihrer Follikel oder einer unregelmäßigen Blutung, die in zu großen Abständen auftritt, helfe ich da anregend.
Auch Zysten, Myome, dunkle Klumpen im Menstruationsblut, die herrühen von einer zu langsamen Energie im Zyklus der Frau und in ihrem Leib, kann ich bewegen und verändern. Der Bauch neigt dann zu Schwellungen, Schmerzen vor und am Beginn der Periode, oder Ansammlungen von Follikelzysten. Es ist so, als ob alles zu langsam vorwärts geht und die einzelnen Schritte und Entwicklungsphasen verzögert sind und es somit zur Stagnation kommt, die dann zu Zysten und anderen Ansammlungen im Unterleib führen kann. Ich bin wehenfördernd, verhindere Infekte während der Geburt und kann somit bei Schwangeren verabreicht werden, die überfällig sind oder deren Wehen nur sehr schwach wirksam sind.
Auch trockne ich die feuchten Ausflüsse bei Frauen und halte sie frei von Parasiten wie Pilzbefall. Hierzu kann sich die Frau Beifußbäder bereiten oder sich auch über den Rauch des Beifußes setzen.
Mein Weg im Körper geht von den Füßen in den Unterleib, in die Wirbelsäule, über die Leber und die Milz hoch in das Gehirn.
Ich löse das Fett aus der Leber und aus dem Blut. Mich kannst du auch als Räucherkraut verwenden und somit die Luft reinigen von Infekten; auch deine Aura kannst du damit reinigen; du kannst auch Räucherungen unter deinem Unterleib ausführen.
Kontraindikation: Schwangerschaft

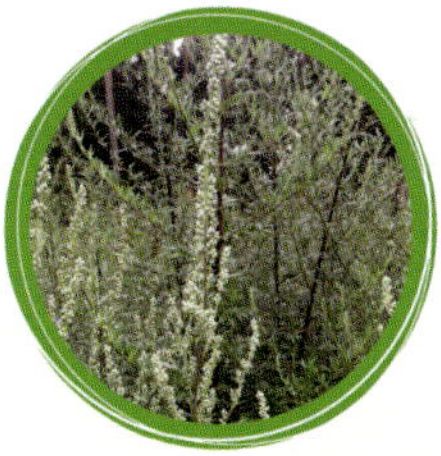

BEIFUSS

Junge Kinder

Die jungen Kinder zum offtermal mit Beyfuß beräucht/behütet sie für Kranckheiten und allem Unfall/machet sie lustig und wacker.

Müdigkeit, müde Beine

Wann einer von vielem reisen müd worden wär/der mach ein Fußwasser von Beyfuß/das zeucht die Müdigkeit aus/und bringt ihn wieder zurecht.

Schwere Geburt

Beyfuß in Wasser gesotten/und das Kraut also warm über den Nabel/und beyde Schenckel über der Scham übergeschlagen/fürdert wunderbarlich die schwäre Geburt.

Birke

Betula alba

Hexenbesen

Körperliche Anwendung, empfangen vom Pflanzengeist der Birke

Ich, die Birke – so höre, was ich dir zu sagen habe. Ich reinige das Blut und verdünne es. Ich löse Schlacken im Blut auf. Das macht der Saft noch intensiver als die Birkenblätter. Die Birkenblätter sollten jung im Frühling gepflückt und getrocknet werden. Als Teeaufguss leite ich dann die Schlacken über das Wasser, den Urin und den Schweiß aus.

Ich bin anregend wie ein Bach, eine Quelle, so rege ich den Fluss des Blutes an.

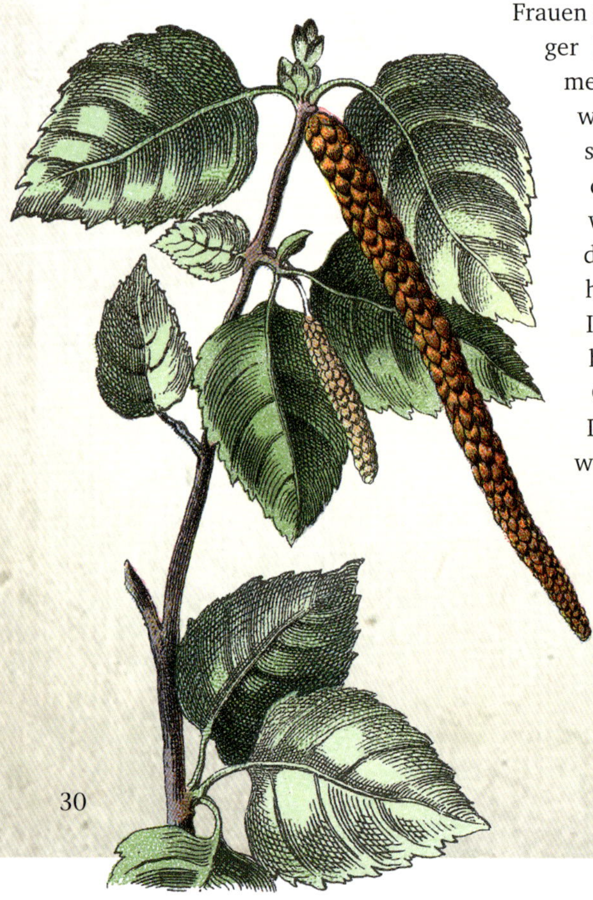

Frauen mit starker, flüssiger, wässriger Menstruation sollten mich meiden wie auch Menschen, welche dazu neigen viel Wasser auszuscheiden. Meine Rinde kann auch mitgekocht werden und sie reinigt auch die Haut dadurch von Unreinheiten.

Ich tue Menschen gut mit erhöhtem Blutdruck und zu viel Cholesterin.

Ich sollte nicht angewendet werden bei Neigung zu Blutungen, weil ich das Blut dünner mache.

Trotzdem bin ich ein sanftes Heilmittel. Mir wird nachgesagt, ich sei verjüngend, ja, in gewisser Weise bin ich es, weil ich eben das Blut von Altem, Zähem reinige; deshalb ist es sehr gut, mich im Frühling zu trinken, nachdem man viel im Inneren des Heimes zugebracht hat und die Lunge nicht gefüllt ist von frischer Luft.

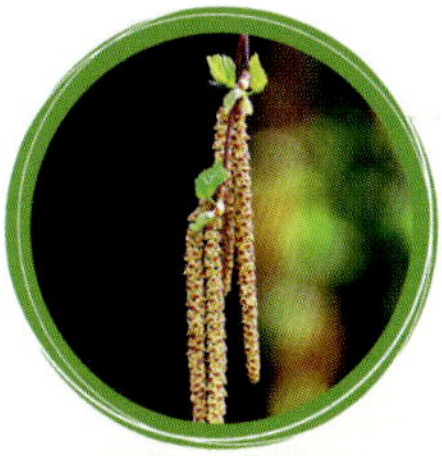

Die Luft, die frische Luft ist sehr wichtig auch für das Blut und für ein reines Blut; wenn ihr euch also in Wäldern oder am Meer oder im Grünen aufhalten solltet, so betrachtet es als Reinigung der Atemwege und auch gleichzeitig als eine Auffrischung eures Blutes.

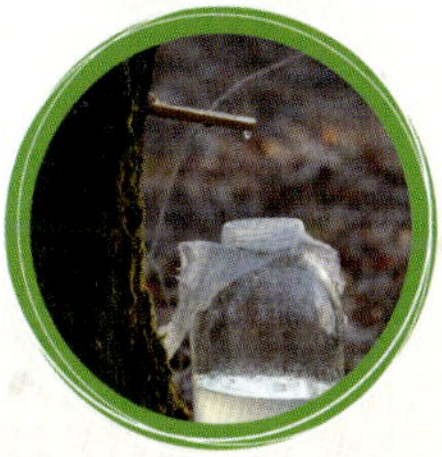

So ist es verjüngend und gesunderhaltend, viel an der frischen sauberen Luft zu sein, weil ihr euch dadurch immer wieder von Schlacken reinigen werdet.

Bei Müdigkeit und Trägheit, bei Steifheit der Muskeln durch Ablagerungen von kristallinen Verhärtungen, bei festen Klumpen im Gewebe kann ich als Beigabe im Rezept verwendet werden, weil ich wie eine sprudelnde Quelle euer Gewebe durchdringe.

Auch bin ich hilfreich um alle kleinen Steine in euch zu bewegen wie Nierengrieß oder Gallengrieß.

Aber hauptsächlich, wie gesagt, erfrische ich das Blut und nehme Schlacken mit auf meinem Weg und scheide aus.

Also wenn ihr eine Kur mit mir macht, dann kann es sein, dass ihr mehr riecht, mehr schwitzt und mehr Wasser lassen müsst, weil ihr ausdünstet und ausscheidet.

BIRKE

Birkensaft

Im Anfang des Lenzen reißt man die Rinden mit einem Messer auf/so fleußt ein süsses Wasser daraus/(das man Birckenwasser nennen/damit die Hirten offtmals ihren Durst löschen) welches gut soll seyn/den Stein der Nieren und Blasen zu brechen und auszutreiben/wann man darvon trincket/(allwegen früh sechs Loth/und offt getruncken) auch die Geelsucht (Gelbsucht) damit zu vertreiben.

Der Safft wird im Anfang des Mäyens gesamlet/an die Sonnen gesetzt/welcher dann pflegt zu gähren wie ein Most/und auf diese Weis kan man ihn fast das ganze Jahr über gut behalten.

Er wird auch gelobt in der Wassersucht (Ascites, Ödeme Anm. der Autorin)/oft mit Holderblühtwassser getruncken.

Brennnessel

Urtica dioica
Donnernessel

Körperliche Anwendung, empfangen vom Pflanzengeist der Brennnessel

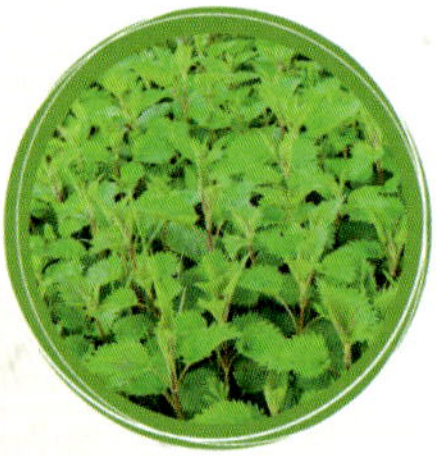

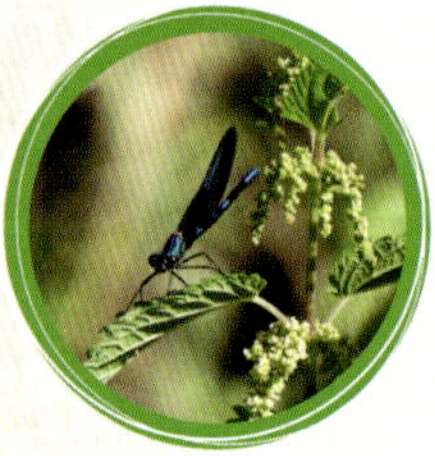

Meine Stacheln und meine reizenden Stoffe lösen Ansammlungen auf, ich durchblute stark dein Fleisch, deine Organe und mache dir Feuer. Ich erwärme, trockne und stärke dich. Meine Wirkung geht von Kopf bis Fuß. So helfe ich dir, wenn deine Haare ausfallen, weil deine Kopfhaut zu schlecht durchblutet ist, wenn deine Lungen voll mit Schleim und Wasser sind, wenn deine Nieren gestaut sind und das Wasser nicht mehr fließen kann und wenn deine Haut voller Unreinheit ist. Ich spüle dich durch und mache dich lebendiger. So nimm mich bei häufigen Blasenentzündungen, die entstehen bei Kälte, bei einem Nierenstau, bei einer schwachen Lunge, die voll ist von Schleim, bei einer Unterfunktion der männlichen Hormone bei der Frau als auch beim Mann und einem trägen Darm, der Schleim absondert. Sehr gut bin ich, wenn du meine

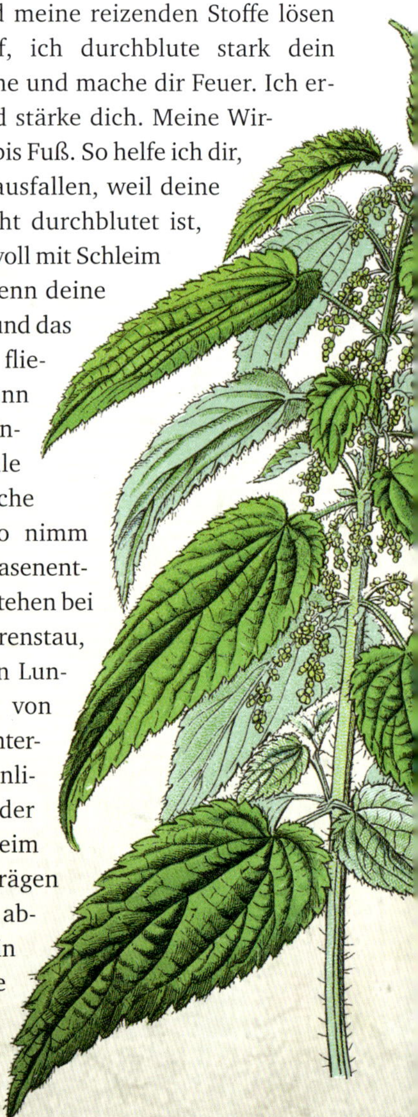

jungen Blätter und Schösslinge frisch einnimmst – sei es als Spinat, Salat oder als Saft. Wenn deine Gelenke geschwollen und schmerzhaft sind, mache einen Umschlag mit mir.

Ich reinige die Verschlackung der Blutgefäße und der Haut. Ebenso reinige ich deinen Darm.

Sehr oft ist eure Darmschleimhaut durch eure fette und süße leere Ernährung erkrankt, ich reinige davon. Ich bin den weichen Menschen hilfreich, denen die Spannkraft in den Muskeln fehlt und die zu Ablagerungen neigen. Ich bin hilfreich bei Übergewicht, an einem Übermaß an Yin (TCM) und Feuchtigkeit im Körper, treibe Wasser und Ödeme aus, die von Kälte und Trägheit herrühren; ich stärke das Yang der Niere. Ich mache geil und lüstern.

Ich bin, äußerlich angewendet, gut bei Stagnationsschmerzen, Ablagerungen von Flüssigkeiten im Gewebe, Schwellungen, ziehe raus und fördere die Durchblutung, reize und rege an.

Ich bin gut bei einem Übermaß an weiblichen Hormonen, das sich in geschwollenen schmerzhaften Brüsten, Wasser in den Beinen und Fingern und dem prämenstruellen Syndrom äußert.

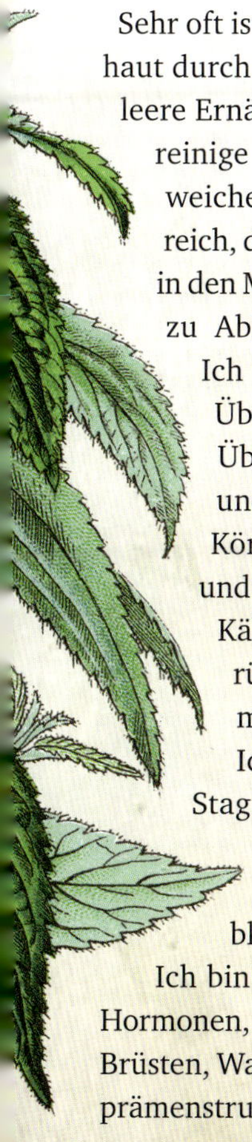

BRENNESSEL

Libidomangel, sexuelle Unlust

Galenus schreibet/wie auch Oribasius., wann man den Saamen mit süssem Wein trincke/so reitze er zu den ehelichen Wercken.

Nierensteine, Würmer

Morgens/Mittags und zu Nacht getruncken/vertreibet den Stein und Nierenschmerzen/Würm und Aufblähung im Leib.

Schlecht heilende eitrige Wunden

Es wird diß Wasser nutzlich gebraucht/wider die alten faule Schäden dieselbige zu heilen und frisch zu machen, dann es verzehret das faule Fleisch.

Dost

Origanum vulgare
Wohlgemut, Wilder Majoran

Körperliche Anwendung, empfangen vom Pflanzengeist des Dostes

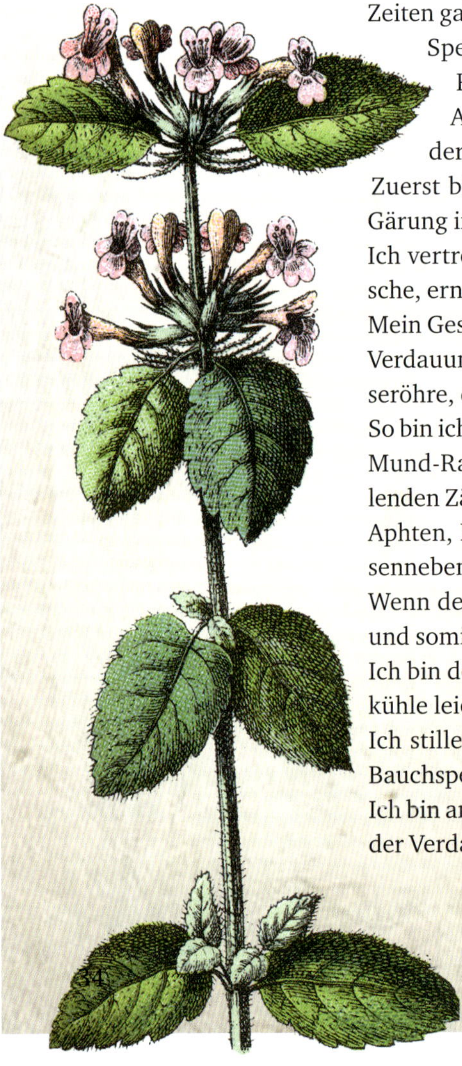

Mein Geruch ist ätherisch und ich ziehe Insekten und Bienen in meinen Bann, ich bin eine Gewürz- und Speisepflanze. Ich wurde sehr häufig gebraucht in den südlicheren mediterranen Ländern, in früheren Zeiten gab man mich sogar im Norden von Europa in Speisen als Würze und verwendete mich als Kraut für einen Aufguss.

Auf der körperlichen Ebene wirke ich folgendermaßen:

Zuerst bin ich kräftigend und vertreibe Fäule und Gärung in den Eingeweiden.

Ich vertreibe Unrat aus den Eingeweiden und erfrische, erneuere die Darmschleimhaut.

Mein Geschmack ist sehr reinigend für den Trakt der Verdauung, angefangen vom Mund bis über die Speiseröhre, den Magen und den Darm.

So bin ich einzusetzen bei Entzündungen im Rachen-Mund-Raum wie von Zahnfleischentzündung, faulenden Zähnen, Mundschleimhautentzündungen wie Aphten, Mandelentzündung wie Tonsillitis und Nasennebenhöhlen- als auch Stirnhöhlenentzündung.

Wenn der Magen zu sauer ist oder einfach zu träge und somit Schmerzen bestehen, helfe ich.

Ich bin der Pfefferminze ähnlich in der Wirkung, ich kühle leicht und reinige und desinfiziere.

Ich stille den Blutfluss, ich erquicke die Leber, die Bauchspeicheldrüse und den Magen, die Milz.

Ich bin anregend bei Darmträgheit, weil ich die Säfte der Verdauung fördere.

Ich leite somit auch Schlacken, Wasser wie Ödeme aus, bin gut bei Trägheit der Verdauungsorgane.
Ich lindere Kopfschmerz, der vom Magen oder der Leber verursacht wird, oder welcher mit der Menstruation oder der Ernährung oder Alkohol in Zusammenhang steht.

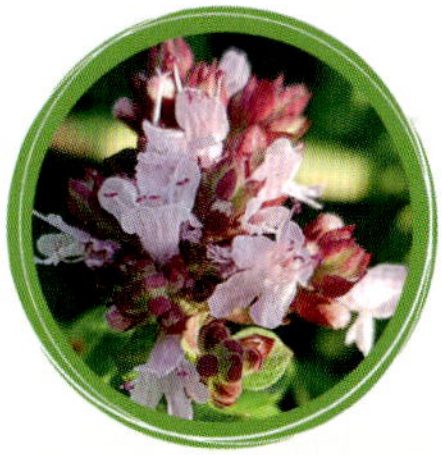

Ich lindere Kopfschmerz, der von Fülle im Kopf wie zu viel Schleim im Kopf entsteht.
Ich bin gut bei Übelkeit, egal woher sie rührt, von Seekrankheit oder fettem Essen, oder bei Magenverstimmung.
Ich bin gut in Verbindung mit bitteren Magenkräutern, in Verbindung mit dem echten Labkraut, der Engelwurz oder der Pfefferminze.
Ich halte auch das Immunsystem aufrecht und bin hilfreich, wenn man zu häufigen Entzündungen im Körper neigt, in Verbindung mit Schafgarbe beispielsweise.

DOST

Chronischer Husten

Dosten in Honigwasser gesotten/und darvon getruncken/ist fast gut wider den alten Husten/so von zähem grobem Schleim verusachet wird/der sich um die Lunge hat angehencket. Etliche reiben das dürre Kraut zu Pulver/vermischen das mit Honig wie eine Lattwerge (breiig zubereitetes Arzneimittel, Anmerkung der Autorin)/lassen dasselbige darnach gemachsam im Mund zergehen/soll fast gut seyn zu dem alten Husten.

Milchbildung bei stillenden Frauen

Welche Weiber Mangel an Milch haben/die sollen nüchtern Wohlgemuth essen/ so wird Ihnen die Milch gemehret/und ist auch dem Kind nutzlich.

Ausbleiben der Menstruation, verspätete Menstruation

Ist auch gut den Weibern davon getruncken/welche ihre Zeit verstanden ist, dann es eröffnet die Mutter/ (Gebärmutter) erwärmet dieselbige/und machet das grobe Geblüt (Blut verdünnend) dünn und subtil.

Echtes Labkraut

Gallium verum

Unser Frauen-Bettstroh

Körperliche Anwendung, empfangen vom Pflanzengeist des Labkrautes

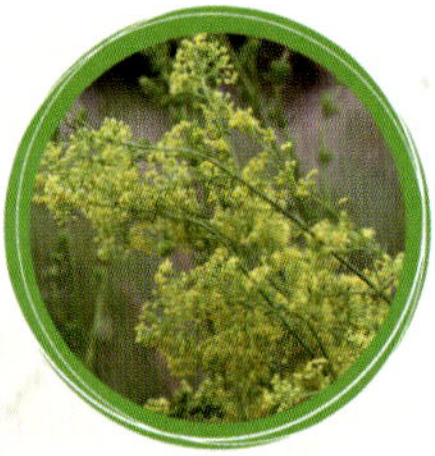

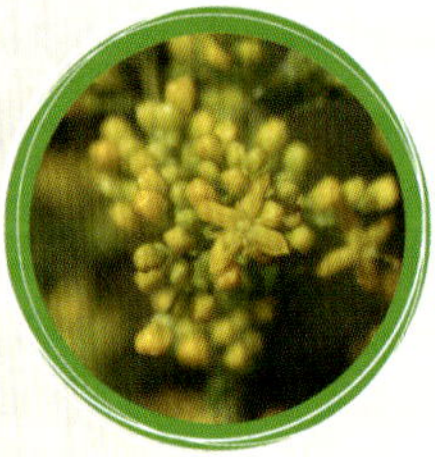

Der Geschmack ist etwas bitter, der Duft süß, das Gelb kräftig und leuchtend.

Vor mir erscheint eine Frau mit Labkraut um die Hüften und es hängt wie ein Kleid an ihr herab. Das bedeutete, ich war im Gebrauch als Bettstrohkraut, um Frauen bei der Geburt vor Infektionen zu bewahren. Ich war viel im Gebrauch zum Ausstreuen des Bodens mit anderen Kräutern, als Innenfüllung im Bett und in der Speisekammer, um das Ungeziefer fernzuhalten.

Ich desinfiziere in einer gewissen Weise und halte rein, schütze vor ansteckenden, entzündlichen, auch eitrigen Krankheiten und bin auch als Badezusatz in früheren Zeiten verwendet worden, um Ekzeme zu lindern, vorwiegend bei Kindern.

Ich blühte zu anderen Zeiten reichlich und war sehr häufig im Gebrauch, wie z. B. zu Abwaschungen im Wasser bei Ekzemen, als Tee, weniger wegen des Geschmacks, sondern weil ich auch innerlich reinigend wirke.

Vorwiegend reinige ich von Giften, Alkohol, Durchfall und eitrigen Ausschlägen. Ein Stärkungsmittel bin ich und im Bettstroh nicht beruhigend, sondern stärkend bei gebrechlichen, schwachen, kranken Menschen.

Ich bereinige feuchte Hitze, ein Ausdruck aus der chinesischen Medizin, alle nässenden, eitrigen Entzündungen in allen Bereichen des Körpers. Als Zusatz bei Entzündungen der Gallenblase, des Pankreas, des Magen- und Darmtraktes und des Unterleibes.

Bei der Geburt war ich hilfreich, da ich Infektionen verhütete.
Ich lindere Infektionen, weil ich die eigenen Abwehrkräfte stärke, im Gegensatz zum Schöllkraut, das direkt abtötend auf Erreger wirkt.
Ich reinige den Kopf, befreie von Kopfschmerz.
Ich werde in heutiger Zeit selten benutzt, sollte aber wieder mehr in Gebrauch sein.
Ich mache stark und schütze auch vor Elektrosmog, Wasseradern, Gift und Chemie im Essen.
Ich bin ein gutes Wundheilungskraut, unterstützend einzusetzen bei Geschwüren und Krebs.
Ich reinige, wie schon gesagt, in allen Körperbereichen und stärke. Ich bin eher von kühler bis neutraler Natur. Deshalb bin ich auch gut bei Cellulitis, überall wo Ansammlungen von Schleim sind. Ich schenke neue Lebenskraft und Freude.

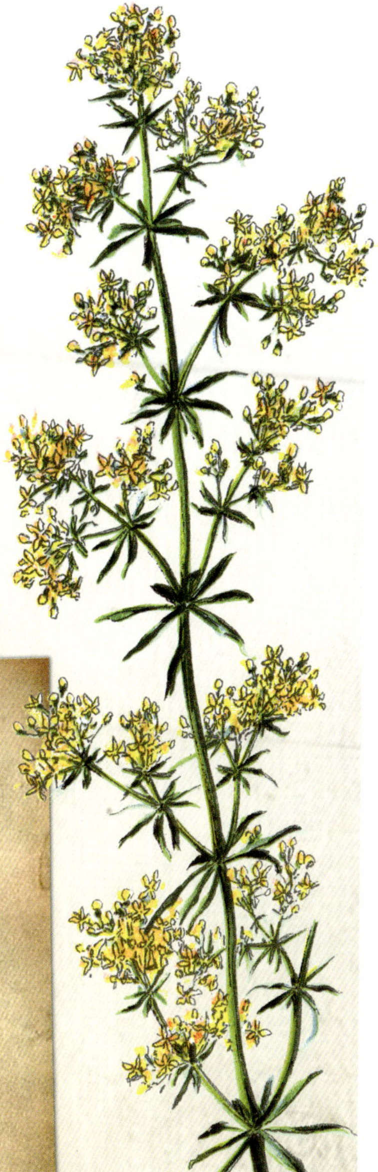

ECHTES LABKRAUT

Sexuelle Unlust

Megerkrautwurzeln in süssem Wein gesotten/ und die abgesigene Brühe getruncken/sollen die Begiert zu Unkeuschheit erwecken.

Brustkrebs, Krebs

Gleicher Gestalt dienet es wieder die Krebs der Brust/und heilet dieselben/desgleichen auch die so sich an anderen Orten des Leibs erzeigen. In Summa/es dienet dieses Kraut wider alle hitzige und gallflüssige Schäden/es seye der Krebs/oder wie sie sonst Namen haben mögen/vor sich selbst allein/oder in Pflastern/Salben/Pulvern gebrauchet.

Eisenkraut

Verbena officinalis
Druidenkraut

Körperliche Anwendung, empfangen vom Pflanzengeist des Eisenkrauts

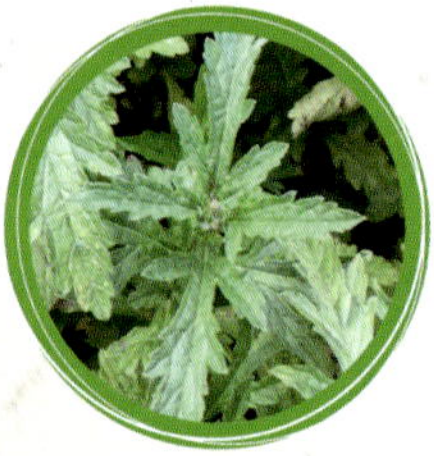

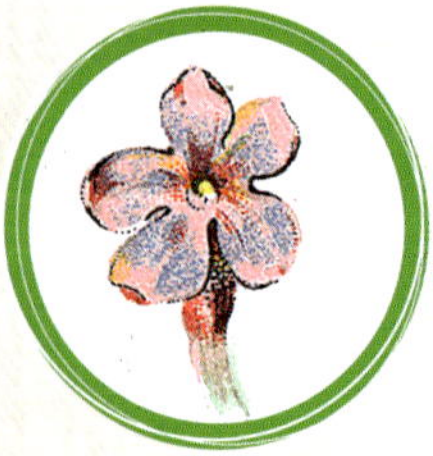

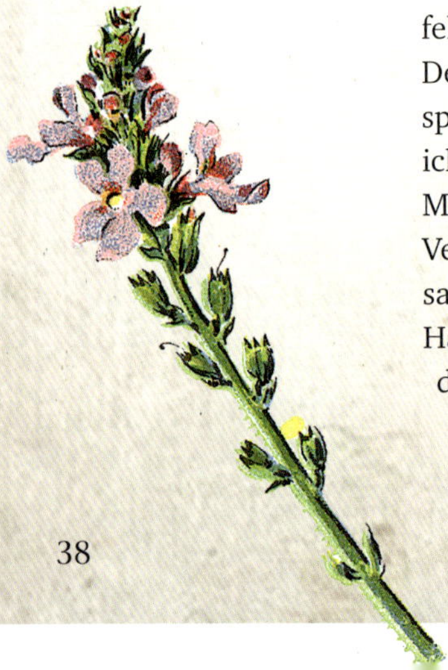

Ich bin zusammenziehend und bitter und trockne Eiter und Geschwüre aus. Im Körper halte ich zusammen, was abfällt.
Ich löse Gift aus dem Körper und kühle etwas.
Meine Energie ist kühl und blau und ich verkleinere entzündete Knoten im Hals und mache auch schorfige eitrige Haut klar.
Ich bin als Beigabe zu gebrauchen, wenn sich Gifte angesammelt haben im Körper, die von einer Fremdeinwirkung her stammen, wie von Tieren, Insekten, oder kleinen Wesen, die ihr Bakterien und ihre Abfallprodukte nennt, wenn ihr einen Infekt von jemand anderem übernommen habt, ihr in fremde Länder kommt und dann überfallen werdet von anderen Giften, dann bin ich euch in Verbindung mit anderen Kräutern als reines entgiftendes Kraut hilfreich.
Das heißt, ihr braucht noch andere Kräuter zusätzlich zu mir, welche die Richtung weisen, also beispielsweise Kräuter, welche den Darm beruhigen bei infektiösem Durchfall.
Deshalb hat man mich auch eingesetzt sowohl zum spirituellen Gebrauch als zum körperlichen. So kann ich als Räucherung auch die Räume und die Aura der Menschen reinigen.
Verbunden mit Weihrauch ist mein Rauch sehr wirksam, um zu reinigen bei Krankheiten und Sterben im Haus. Ich reinige den Kopf bei bösen Geistern, die in der Aura sind; hierzu ist der Rauch sehr hilfreich.

Ich wirke hauptsächlich im Kopfbereich und kühle eine Ansammlung von zu viel Energie im Kopf, die sich als Kopfschmerz zeigen kann.
So verwende mich bei Blutandrang im Kopf, bei eitrigen giftigen Entzündungen im Kopf; bei Kopfschmerzen verenge ich die geweiteten Gefäße, bei Blutungen im Kopfbereich und im Gehirn ebenso.
Nutzt mich zur Vermeidung von Schlaganfall in Verbindung mit Schafgarbe.

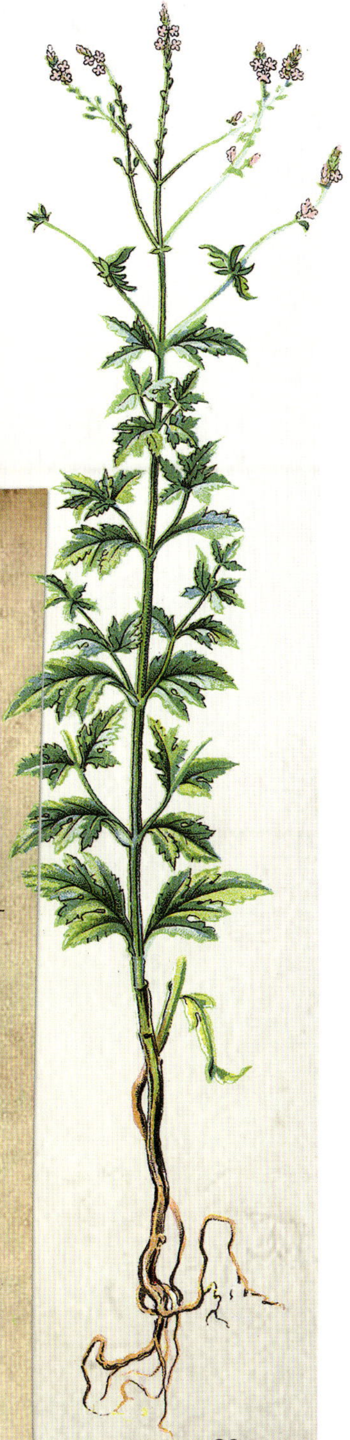

EISENKRAUT

So haben die Alten mancherley Aberglauben und Zauberey mit dem Eisenkraut getrieben/sonderlich aber in ihren Abgöttischen Tempeln/auch ihre ausgesandte Bottschafften etwas ernstliches zu werben darmit gekrönet.

Epilepsie

Eisenkraut mit der Wurzel in Wein den dritten Theil eingesotten/ und der durchgesigenen Brühe allen Morgen und Abend getruncken...
Eisenkraut obgemelter Massen in Wasser gesotten/die durchgesiegene Brühe mit Honig süß gemacht/und eine Zeitlang obgemeldter Massen getrunkcen/dinet denen wol/so mit Fallendsucht beladen sind.
Es reicht wenn man die Wurzel samt Kraut 15 Minuten dazu köcheln lässt.

Gifte austreiben

Eisenkrautsafft der frisch ausgetruckt ist/auf 4. oder 5. Loth mit Wein getruncken/treibet aus alles eingenommen Gifft.

Kopfschmerzen

So haben die Alten das Eisenkraut für ein kräfftige Hülf und Arzney gehalten/das Hauptwehe damit zu vertreiben/so man ein Kreutzlein (ich denk es ist ein Umschlag mit Eisenkrautabsud getränkt) darvon macht/und den Krancken aufleget.
Eisenkraut ist ein fürtrefflich gut Haubtkraut/wider allen Schmerzen und andere Gebrechen des Haubts/

Engelwurz

Angelica archangelica, officinalis

Erzengelwurz

Körperliche Anwendung, empfangen vom Pflanzengeist der Engelwurz

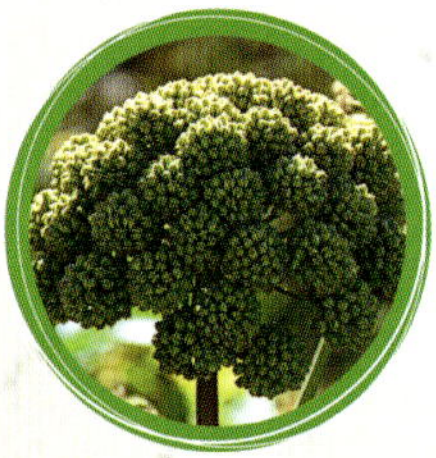

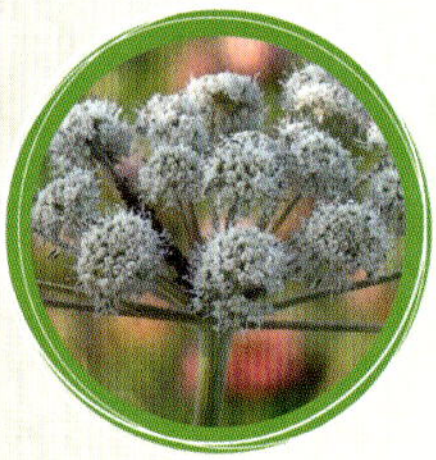

Nun, so höre, mein Kind, wo du mich anwenden sollst und wie ich euch diene.
Ich bin hilfreich und in Gänze anzuwenden, von der Blüte der Blätter und dem Stamm bis zur Wurzel.
Ich bin wärmend und kräftigend, ich vertreibe böses Blut in dir und um dich herum.
Ich kräftige bei Auszehrung, indem ich deine Säfte anrege, vorwiegend den Magen, die Leber und die Bauchspeicheldrüse wie auch die Milz; ich wirke somit auf den mittleren Bauchbereich zuerst, und aber auch auf den Unterleib bzw. das Blut der Frauen.
So löse ich Verstockungen auf, gebe Appetit und Säfte zum Verdauen bei Völle und Blähungen, ich bewege das Blut im Unterleib bei Ansammlungen wie schmerzhafter Menstruation, verspäteter Menstruation, sei es in der Pubertät oder zu einem anderen Zeitpunkt im Frauenleben. So fördere ich die Geburt und verringere auch die Wehenschmerzen.
Ich greife in den Unterleib ein und verringere Myome und Zysten.
Ich bin auch gut anzuwenden bei Stauungen des Blutes wie Thromben und Verklumpungen in den Beinen. Auch sollte man mich einnehmen, wenn man eine Anlage zu Schlaganfällen oder Herzinfarkten hat.
Nun, auch das Herz stärke ich, indem ich die Blutgefäße reinige und den Herzmuskel kräftige und reinige und erwärme. Ich bin sozusagen ein Bluttonikum und auch ein Auflöser der Blutansammlungen. So stärke ich das schwache Herz, das zu schnell oder unregel-

mäßig oder auch zu langsam schlägt, ich reguliere, indem ich das Herz kräftige.
Ich habe eine rote Energie, die ich in eure Zellen sende. Eine rote, orange Energie. Ich mache euer Herz fröhlich und wieder leicht nach Herzschmerzen und Verbitterung, nach Traurigkeit, bei Trauer und Verlust, weil ich die Verhärtungen erweiche und erfrische, nicht nur auf körperlicher Ebene, sondern auch in eurer Seele. So nehmt mich, wenn ihr Herzdruck verspürt, der aus Kummer entsteht.
Ich kann auch mit eingesetzt werden bei feuchten Schleimansammlungen in der Lunge, die schon längere Zeit da verweilen.
Ich bin auch wie die Birke gut zu äußerlichen Einreibungen und Anwendungen, um die Muskeln und Gelenke zu erfrischen. Ich reinige, nehme ihnen die Schmerzen, erwärme sie und rege sie an. Nun, ich meine damit Lähmungen, wenig Kraft in den Muskeln, also auch Auszehrungen im Alter im Körper. Gelenkschmerzen durch Entzündungen, Gicht und Verhärtungen in den Gelenken lindere ich, innerlich wie auch äußerlich angewendet.
Ich gebe euch Frische und Kraft in eure Gliedmaßen. Nach Unfällen, Operationen oder auch Geschwüren, die euer Fleisch vermindert haben, helfe ich euch, wieder Fleisch zu bilden und verhelfe euch zu einer schnelleren

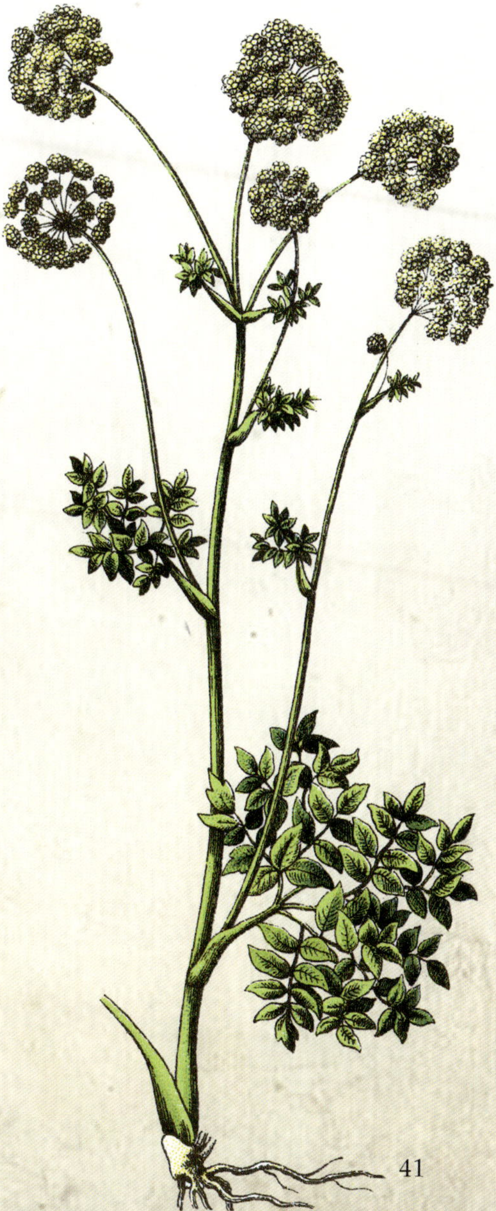

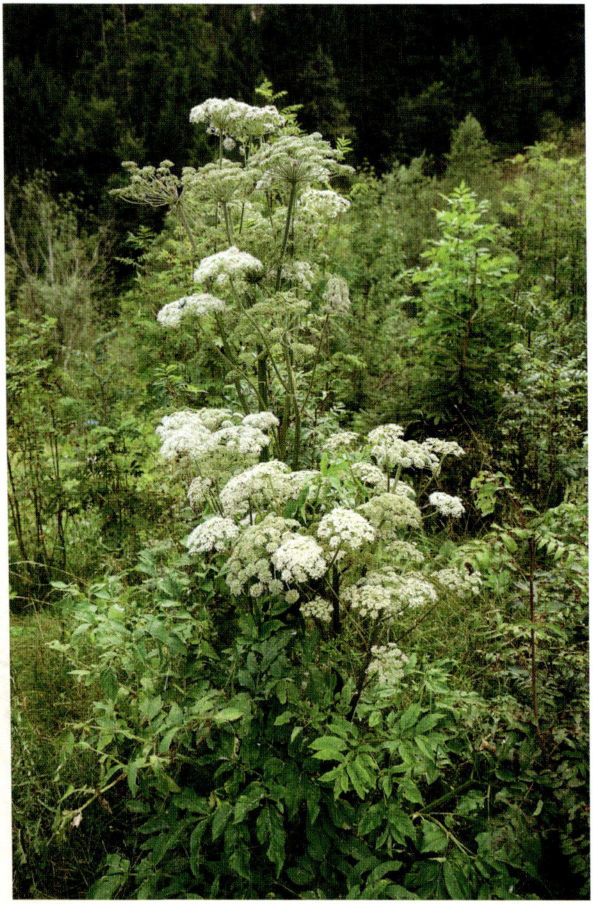

Heilung, innerlich wie äußerlich als Salbe mit den anderen anregenden blutbildenden Mitteln.

Nun, so nehmt mich auch bei Kälte in den Gelenken und den Muskeln, bei jedem Gelenk-und Muskelschmerz, der sich durch Kälte verschlimmert.

In Verbindung mit Pfefferminze, nur wenig Beifuß, Rosmarin, Birke und noch ein bis zwei anderen aromatischen Kräutern bin ich sehr hilfreich, um Ablagerungen durch Rheuma, Gicht oder andere Versteifungen des Körpers zu lösen.

Als Beigabe zur Reinigung von Toxinen und Giften bin ich erwähnenswert, ich reinige und kräftige stark durch meinen Geschmack.

Also nehmt mich bei Giften ein, nach Chemotherapie, Medikamenten und anderen Giften wie Lack, Staub etc.

ENGELWURZ

Bluterguss, blaue Flecken, Thrombosen

Angelickwurz in Wein und Wasser gesotten/heilet die inwendige Verwundung und Versehrung/so da kommen von stossen und fallen und vertheilet auch das gerunnen Blut im Leib/und führet es aus.

Demenz, Schlaganfall

Engelwurzel nüchtern im Munde getragen und bißweilen ein Stücklein hinab geschluckt/ erwärmet und stärcket das Haubt und Hirn/und bewahret die Alten und kalten Leut vor dem Schlag.

Alpträume, Halluzinationen, Verfluchungen, Pest

Etliche Leute sind beredet/wo sie diese Wurzel bei sich tragen/soll Ihnen keine Zauberey oder bös Gespenst schaden mögen/und alle Fantaseyen und böse erschröckliche Träum und Nachtgespenst hinweg treiben. (Alpträume). Ander hencken es an Halß und tragen es auf blosser Haut/zur Bewahrung der Pestilenz. Kräuter gegen die Pestilenz = Pest sind sehr wirksame Antiseptika. Auch wenn die Pest nicht mehr existiert, gibt es zahlreiche andere Erreger.

Schwachheit des Herzens, Ohnmacht, Kreislaufschwäche, Kollaps

Angelicawurzel ist eine edle Herzstärkung/wann das Herz von kalter Ursach schwach ist/und dienet insonderheit wider die Ohnmachten und das Geschwinden/auf alle Weis wie man kan/eingenommen.

Traurigkeit, Melancholie, Lustlosigkeit, Appetitlosigkeit

Angelickwurzel erfreuet das Herz und treibet allen zähen Schleim und schädliche Materie/aus dem Magen/vertreibet den Unlust zur Speiß und bringet wieder den verlohrenen Appetit.

Gifte, Pest, Infektionskrankheiten , Umweltgifte, Borreliose

Aus täglicher Erfahrung haben wir erlehrnt/daß die Angelickwurz eine sonderliche Eigenschaft hat alles Gifft auszutreiben/und fürnehmlich ein besonder Experiment sey/wider die Pestilenz und andere vergiffte Kranckheiten zu vertreiben.

Frauenmantel

Alchemilla vulgaris
Marienmantel

Körperliche Anwendung, empfangen vom Pflanzengeist des Frauenmantels

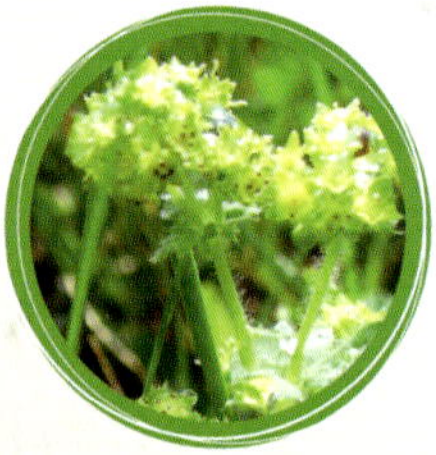

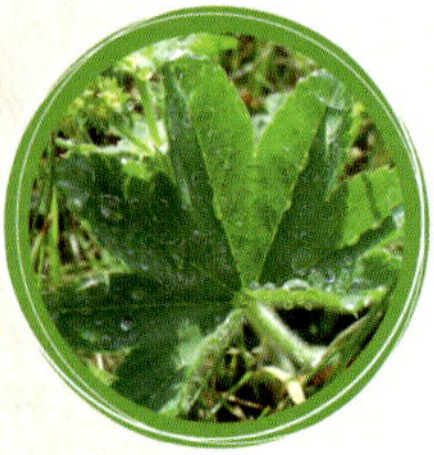

Auf der körperlichen Ebene wirke ich ebenso wie auf der seelischen. Ich bin beschützend wie ein Mantel, nicht austreibend, weil der Geschmack nicht scharf und nicht bitter ist. Ich ziehe zusammen, heile Wunden, stoppe Blutungen.

Ich halte den Verlust von Körperflüssigkeiten im Zaum wie bei starker Menstruation, Schwitzen, Nachtschweiß und trockener Haut. Ich heile und kühle Entzündungen. Ich unterstütze die Schwangerschaft, indem ich das Gewebe festige. Ich stärke den Uterus und festige die Geburt. In der Schwangerschaft jeden Tag eine Tasse Tee ab dem dritten Monat macht das Kind gesund und kräftig.

Ich lindere Diarrhoe, Durchfall nach Antibiotikagabe, Magen-Darm-Katarrh.

Bei kleinen Kindern stärke ich die Muskulatur.

Ich beruhige das Herz und festige die Haare.

Ich bin von neutraler Natur, trockne und ziehe zusammen und heile Wunden, innerliche wie äußerliche, ich heile Brüche und bin blutstillend. Ich heile Entzündungen des Magen-Darm-Bereiches wie auch an anderen Orten und kühle.

Ich wurde sehr häufig äußerlich als auch innerlich zur Heilung von Knochenbrüchen und Wunden mit großem Erfolg verwendet. Dafür wurde ich als Salbe, Wasser, Wein und Abkochung verwendet.

„So ein Mensch gebrochen (Knochenbruch) ist, er sei alt oder jung, der nehme Sinnaukraut (Frauenmantel) und lasse das in genugsamem Wasser das zweite

Theil einsieden, darnach seihe es durch ein sauber Tuch und trinck von diesem Wasser 9. Tage und sonst keinen anderen Tranck, er genießet“ (Tab. S. 250).

Zudem halte ich das Gewebe zusammen und stärke die Muskeln:

„Dieses Kraut in Regenwasser oder aber in Löschwasser darinn die Schmiede das glüend Eisen ablöschen, gesotten und mit demselbigen Wasser die heimlichen Oerter (Vagina) der Weiber gewaschen, dringt es dieselbigen zusammen, als wann sie Jungfrauen wären“ (Tab. S. 250).

„Sinnau-Wasser mit leinen Tüchern über die hangenden Brüst gelegt, machet die hart und steiff, etliche Tag nach einander beharret“.

Ein gutes Mittel bei Hängebusen oder zu großem Busen.

Somit dürfte ich ein vortreffliches Mittel sein bei allen Senkungen und Vorfällen wie Gebärmutterknick, Gebärmuttersenkung und auch innerlichen Hernien wie Leistenbruch, Bindegewebsschwäche und Hämorrhoiden.

Hierfür ist es auch sehr sinnvoll, zu der innerlichen Anwendung mit mir auch Sitzbäder, Umschläge und Bedampfungen mit Frauenmantel zu machen.

FRAUENMANTEL

Knochenbruch, Osteoporose, fördert die Knochen der Kinder

Sinnauwasser des Morgens und Abends/ jedesmal 4. oder 5. Loth getruncken/ist denen fast dienlich die gebrochen sind und ist sonderlich gut den jungen Kindern.

Vaginaler Ausfluss

Sinnaukraut in Regenwasser gesotten/und ein Lendenbad daraus gemacht/vertreibt den Weibern den weissen Mutterfluß, so sie etliche Tag nach einander des Morgens und Abends nüchtern darinn baden.

Entzündete Wunden, wundheilend

Sinnaukraut ist über die Maß nützlich/ zu den hitzigen Wunden/deßgleichen zu allen hitzigen Geschwulsten dieselbigen zu löschen/sie seien gleich zu oder offen/die Blätter wie ein Pflaster übergelegt. (auf rote entzündete Haut frische Blätter darauf legen).

Gänseblümchen

Bellis perennis
Tausendschön

Körperliche Anwendung, empfangen vom Pflanzengeist des Gänseblümchens

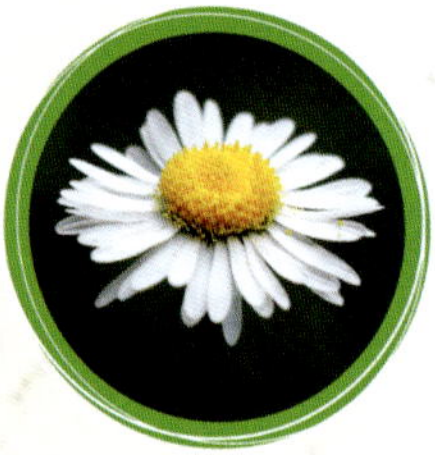

Ich bin ein Heilkraut, das reinigt, indem ich deine eigenen Immunzellen und deine gesunden Blutzellen vermehre. Ich bin für Alt und Jung, für Klein und Groß, für Tier und Mensch.

Du kannst meine Blüte, meine Stängel, meine Blätter essen oder auch als Tee abkochen. Wenn du dich erschöpft fühlst, vor allem nach einem Winter ohne Sonne, und du dich viel im Inneren aufhältst, wenig Frischluft hast, tust du gut daran, mich im Frühjahr einzunehmen, frisch von der Wiese weg, die natürlich frei von Düngemitteln und Abgasen sein soll. Ich verjünge dich, indem ich alte, verbrauchte, abgelagerte Zellen im Gewebe oder auch in den Blutgefäßen entferne, indem ich deine eigene natürliche Abwehrkraft stärke. Ich stärke die Immunzellen, erfrische und kläre das Blut. Ich reinige von Gelenkschmerzen und reinige die Leber.

Ich wirke auf die Nieren und löse Harngrieß, senke die erhöhte Harnsäure und das erhöhte Cholesterin. Hauptsächlich bin ich blutreinigend und bin somit einzusetzen bei Infektanfälligkeit, Arthritis und Arthrose. Ich reinige, indem ich die Abwehrzellen erhöhe. Ich reinige über die Nieren. Gut bin ich bei Frühjahrsmüdigkeit. In Fasten- und Entschlackungskuren wirke ich in einer Teemischung ganz vortrefflich. Wende mich an bei häufigen Blasenentzündungen und häufigem Gebrauch von Antibiotika.

GÄNSEBLÜMCHEN

Übergewicht

Etliche halten für das Abnehmen sehr viel auf diese Blumen/so man sie nüchtern isset.

Wunden

Mit dem gebrennten Wasser die Wunden äusserlich fleißig gewaschen,/machet sie bald heilen.

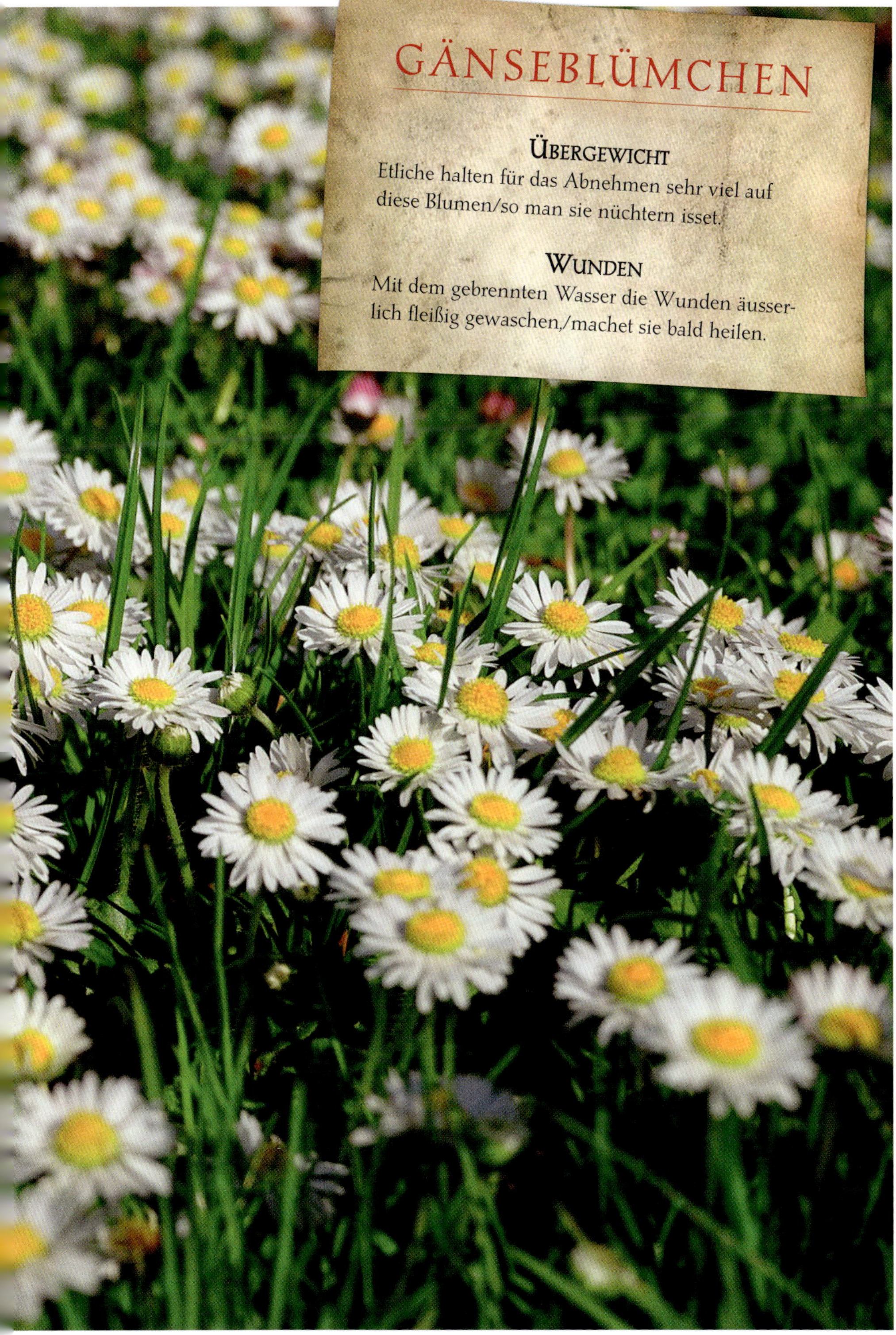

Holunder

Samubucus nigra
Frau Holler

Körperliche Anwendung, empfangen vom Pflanzengeist des Holunders

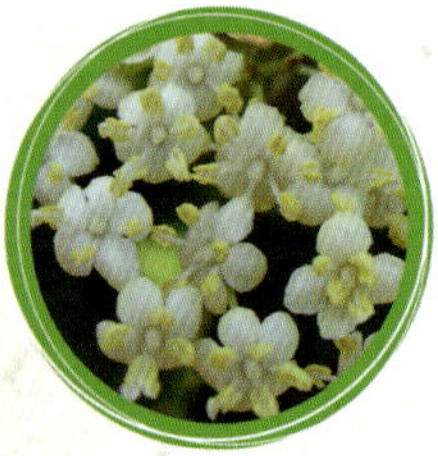

So höre, meine Energie ist sanft und doch wirkungsvoll.
Ich wirke mit den Blüten auf Folgendes ein in deinem Körper: Meine Beeren haben eine andere Kraft als die Blüten.
Die Energie der Blüten ist sehr wichtig und auch leicht und besonders wichtig in unseren heutigen Zeiten.
Denn sie entgiften, entschlacken das Blut und sind sanft, so dass sie auch vorbeugend und auch von Kindern und Alten angewendet werden können.
Ich wirke auf das Erde- und Wasserelement in deinem Körper, nach der traditionellen chinesischen Medizin, und von da aus beeinflusse ich auch die anderen Organe.
Ich bin anregend und wachmachend, aufbauend und stärkend, so wie ein Haferbrei, den man isst nach Krankheit, um wieder zu Kräften zu kommen.
So nimm mich auch dazu, wenn du dein Blut stärken und auch reinigen willst, also bei Anämie, Blutkrankheiten oder auch Giften, Viren und Bakterien im Blut.
Bei Bluterkrankungen ist es wichtig, auch noch den roten Holundersaft dazu zu trinken, denn dieser hat einen engen Bezug zum Blut.
Der rote Holundersaft ist vortrefflich dazu geeignet, den Körper von Giften und Fremdstoffen zu reinigen, die Nieren zu reinigen und auch das Blut.
Ich helfe bei Appetitlosigkeit, die vom Magen herkommt, sei es seelisch bedingt oder weil die Magenschleimhaut zu wenig Magensäure produziert, bei zu

wenig Magensäften, die Appetit machen und welche die Verdauung fördern. Ich helfe auch der Bauchspeicheldrüse, bei einer Neigung zu Diabetes. Ich helfe auch der Milz, Blut zu produzieren und zu filtern.

Denn ich bin einerseits wie ein Netz, ein Filter, in dem die schlechten Stoffe dann hängenbleiben und von mir verdaut werden und andererseits bin ich wie kleine lichte Punkte in dir, wie die Funken von Sternwerfern, die dann Impulse setzen, in deinen Organen wieder mehr zu arbeiten.

So kann ich auch gut die Nieren reinigen und auch die Haut und ich bringe dich zum Schwitzen, indem ich dein inneres Kraftwerk anrege und die Flüssigkeiten in dir bewege.

Als Tee getrunken, reinige ich dich sehr sanft und halte deine Kräfte aufrecht, so dass du in Balance bleibst. Mich kannst du in diesen Zeiten wie Nahrung verwenden. Ich stärke deinen Appetit, deine Nieren, reinige deine Lungen und mach dich

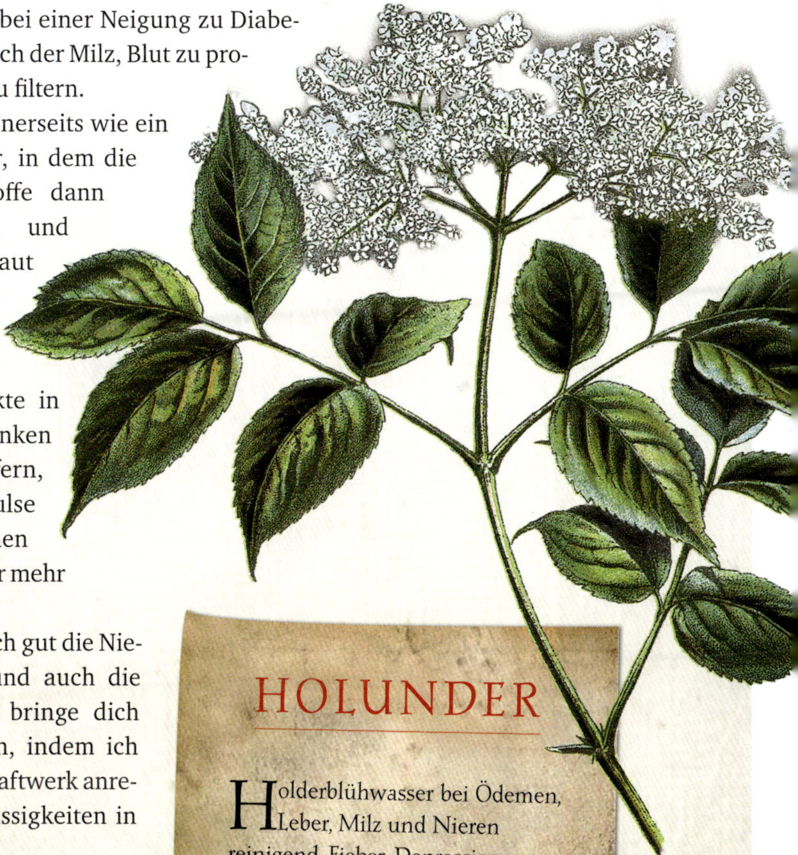

HOLUNDER

Holderblühwasser bei Ödemen, Leber, Milz und Nieren reinigend, Fieber, Depression
Diß Wasser getruncken/morgens und abends/weichet die Brust/ist gut für Geschwulst/Wassersucht/eröffnet die Verstopffung der Leber/Milz und Nieren/vertreibet das Fieber Tertian, reiniget alle Fluß so von Melancholen kommen und stärcket den Magen.

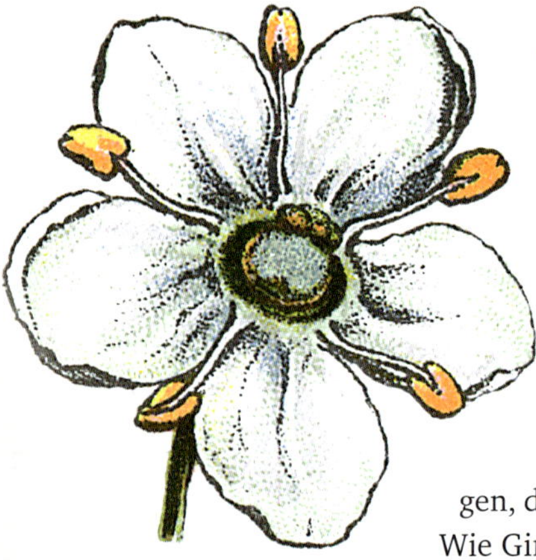

frei, wenn du eng auf der Brust bist. Ich wachse gern am Waldrand, Straßenrand und da, wo es feucht ist. Somit kann ich auch sehr gut mit Flüssigkeitsansammlungen in dir wie bei Ödemen, sei es durch Wasser oder in der Lymphe umgehen. Ich bringe dir Heilung und Kräftigung, Durchhalten und ein dich Aufrichten.

Ich unterstütze Heilungsprozesse. Ich löse deine Verspannung und Verkrampfungen, die aus dem Stress entstehen.

Wie Ginseng bin ich ein Kräftigungsmittel und unterstütze Heilung. Ich reinige von Verschlackungen und kläre die Sinne. Ich erhebe die Laune und rege an. Ich leite aus und halte dich im Fluss.

Holunderblüten in allen Variationen eingenommen sind sehr stärkend.

Als Kopfkissen vertreibe ich böse Träume und bin gut bei Langschläfern.

Ich bin eine wirkungsvolle Pflanze bei Kindern, die oft erkranken mit Infekten. Ich unterstütze Entwicklungsstörungen und Wachstumsschmerzen bei Babys und Kindern und stärke bei schlechter körperlicher Konstitution der Kinder: Dünne blasse Kinder, die eher ruhig und müde erscheinen, welche wenig Appetit haben oder nur bestimmte Dinge essen wollen, erhelle ich und schärfe auch ihren Geist.

Regelmäßig als Sirup eingenommen für Kinder und auch für Erwachsene stärke ich die Gesundheit.

Eine Holunderkur ist sehr wirkungsvoll gegen Verschlackung, ich erfreue und stärke bei Rekonvaleszenz von Krankheit, Mutlosigkeit und Verzweiflung. Meine Blüten sind 1000 kleine Sterne. Ich hebe deshalb alte Muster und wandle sie, wie ich auch tief im Körper alte Schlacken hervorhole. Getrunken, stärke

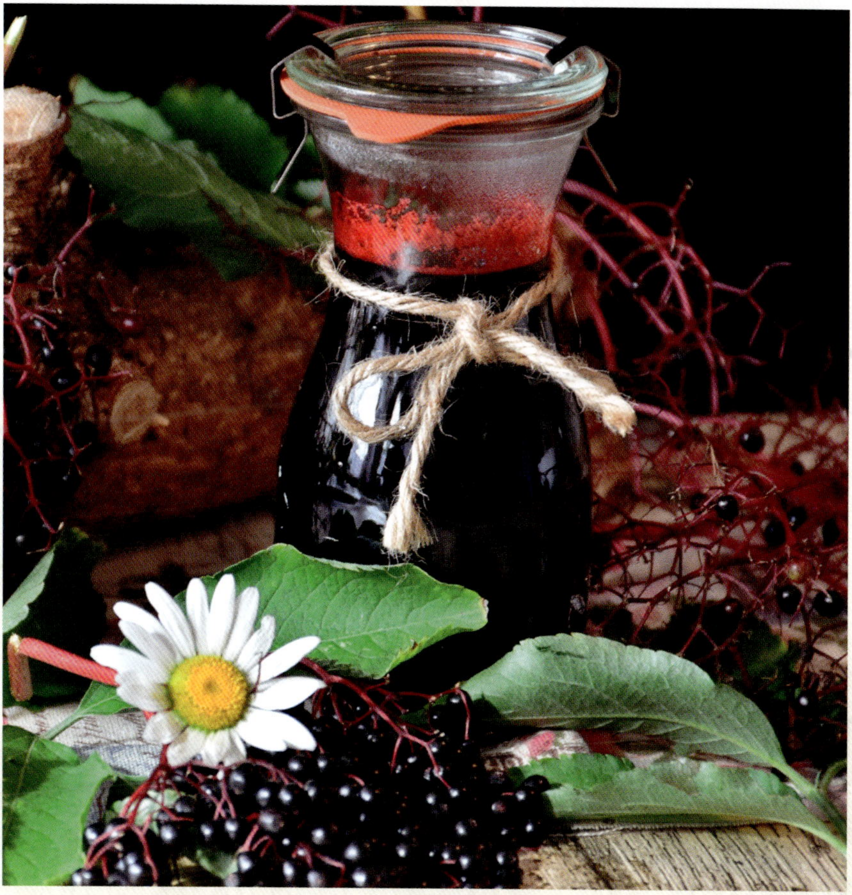

ich die Lust auf Liebe und wirke wie ein Aphrodisiakum.

Ich bin gut für die Lunge und die Milz. Ich helfe bei folgenden Symptomen: Erschöpfung, Müdigkeit, häufigen Infekten, Anämie, Milchmangel bei stillenden Frauen und Appetitmangel. Ich stärke das Feuer im Magen und in der Niere.

Huflattich

Tussilago farfare

Heilkraut

Körperliche Anwendung, empfangen vom Pflanzengeist des Huflattichs

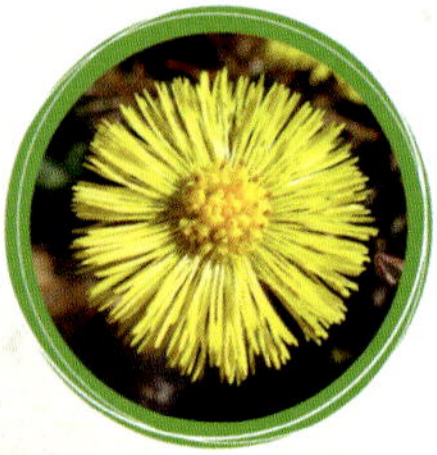

Ich nähre die Schwachen und trockne mit meinem sonnigen Gemüt, ebenso kann ich die Trockenheit im Körper auch befeuchten.
Ich bin Luftelement und Wasser, stärke Knochen, Zähne und Lunge. Ich befeuchte die Lunge und löse deren Schleim, wärme und öffne diese bei Verkrampfung.
Ich löse Knoten und Schleim im Hals und in der Lymphe. Ich stärke dein Immunsystem. Ich bin hilfreich bei chronischem Schleim in der Lunge.
Ich stärke die Knochen, die Knorpel in den Gelenken und die Wirbelsäule und Bandscheiben. Somit bin ich gut bei Arthrose und Bandscheibenabnutzung.
Ich heile Wunden. Da, wo die Oberfläche der Haut aufgewühlt und offen ist, bin ich heilsam.
Mein Duft ist süß wie der Honig und ich nähre die blassen Kinder. Wenn man eine Neigung zur schnellen Verdauung hat, beruhige ich.
Ich helfe Menschen mit Haltungs- und Wachstumsschäden, damit sie aufrecht wachsen.

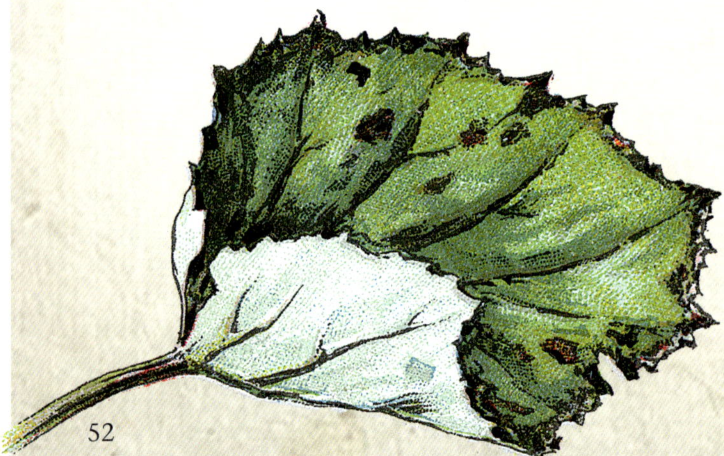

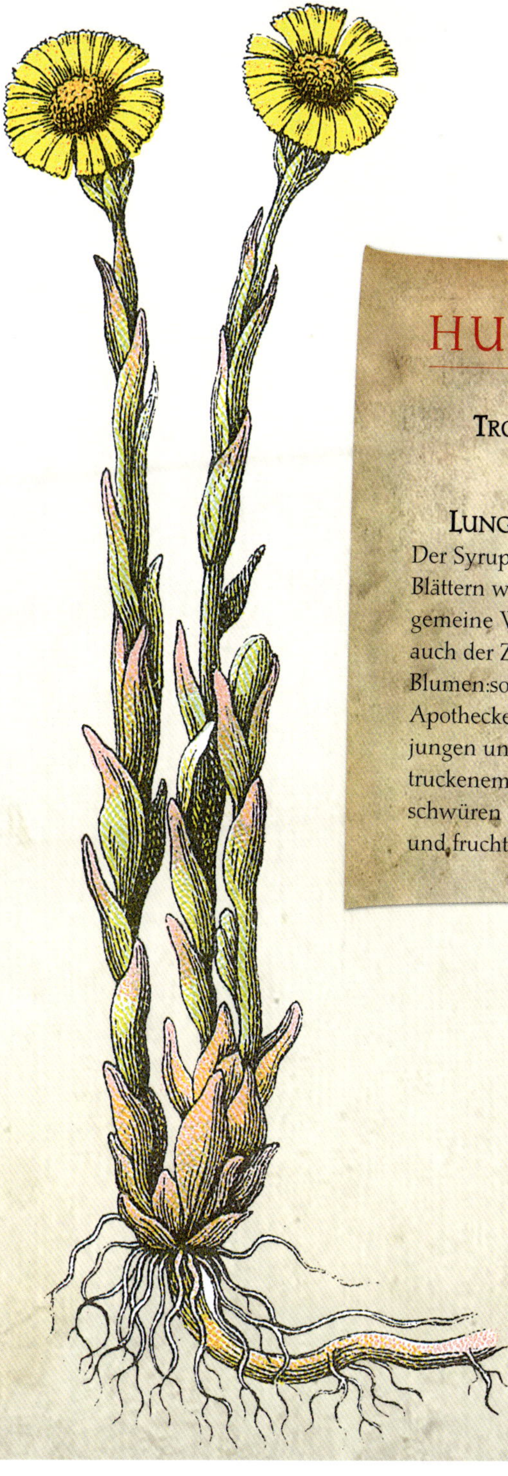

HUFLATTICH

TROCKENER HUSTEN, TUBERKULOSE, VERZEHRENDE LUNGENERKRANKUNGEN

Der Syrup/so aus dem Safft der Blättern wie auch der Blumen /auf gemeine Weis gemacht wird; wie auch der Zucker von den Blumen:so heutiges Tags in den Apothecken sehr üblich;werden bei jungen und alten Leuthen/in truckenem Husten und Lungengeschwüren gebraucht sehr embsig und fruchtbarlich.

Johanniskraut

Hypericum

Bettstrohkraut

Körperliche Anwendung, empfangen vom Pflanzengeist des Johanniskrauts

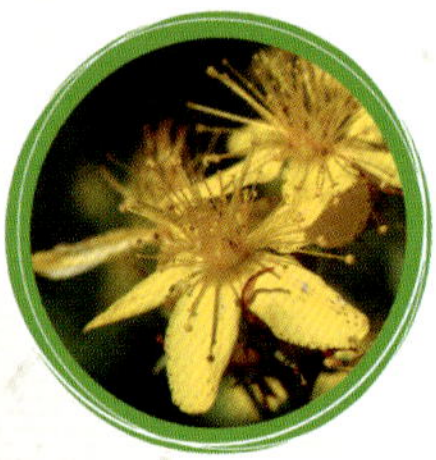

Ich gehöre zu den Kräutern, welche euch stärken und erwärmen. Meine Hauptwirkungen betreffen das Nervensystem, so nennet ihr es; wir würden sagen, die Geister in euch. Ich würde auch sagen, dass wir euch beruhigen, wie ein Gang an einem stillen kontemplativen Ort; so wirke ich auf alle Organe, welche durch eine geistige Übererregung gestört werden. Somit beruhigen wir den nervösen Magen und Darm, die Erhitzung der Haut, das Schwitzen der Haut durch Angst, alle Störungen, die eben durch Angst entstehen, auch häufiges Wasserlassen, verursacht durch Nervosität, Blutungen wie Nasenbluten durch Stress und Angst, hoher Blutdruck, Nervenflattern, Zuckungen der Gliedmaßen, des Körpers, der Augenlider, Unruhe und Schlaflosigkeit, Zittern wie Espenlaub, Reißen und Schmerzen, verursacht durch Verkrampfungen aus der Angst heraus. So bin ich sehr kräftigend für das Gehirn, wenn du sehr nervös, gleichzeitig erschöpft und überdreht bist und du aufgrund von viel Arbeit, Kummer und Sorgen dein Nervenkostüm nicht mehr stabil halten kannst. Ich bin auch gut, wenn du Schmerzen im Körper hast, die von einer Übererregung und Anspannung der Nerven herrühren wie beispielsweise Nervenschmerzen im Gesicht, der Zähne und auch von der Wirbelsäule ausgehende Schmerzen aufgrund einer inneren Anspannung, Angst und Schwächung und Kälte der Nerven.

Außerdem gebe ich euch eine Stärkung des Blutes, beruhige die nervöse, rötliche, trockene und auch verbrannte Haut. Ich gebe deinem Geist auch die Klarheit zurück. Es kann auch sein, dass ihr nach einem Schlaganfall oder anderen Verletzungen und Beeinträchtigungen der Nervenleitung die Nerven wieder erneuern oder zum Wachsen anregen müsst. Auch dazu bin ich hilfreich. So können die Nervenempfindungen sehr gering bis gar taub sein bei einer Durchtrennung der Nerven, oder sie können eben sehr schmerzhaft sein bei einer Überreizung der Nerven. Bei beidem stärke ich die Nerven und gleiche sie aus.

Das Öl, welches aus mir entsteht, wirkt tief in die Nervenzellen der Haut, stärkt und beruhigt sie; so wende es an, auch wenn die Nerven geschädigt und taub sind. Wie gesagt entkrampfe ich euch und kann auch bei Bauchweh der Kinder eingesetzt werden; hierzu ist es auch hilfreich, das Öl auf den Bauch einzumassieren. So bin ich den Kindern und Babys hilfreich bei Verkrampfungen des Bauches, bei Blähungen des Babys oder auch bei Bauchschmerzen aufgrund von nervöser Anspannung. Ich erwärme sozusagen und weite die Muskeln, das

JOHANNISKRAUT

Nervenverletzung

… daß die Kraut gar nutzlich zu gebrauchen sey zu den zerknitschen und zerstossenen Nerven.

Geistige Störung, Gespenster

Die alte Weiber sagen/daß diß Kraut sey für Gespengst/wann man es bey sich tragt/daher auch Fuga Dämonum soll genennet werden.

Ischias, Hexenschuss

Galenus schreibet/daß etliche das Kraut oder den Saamen eingeben wieder den Schmerzen und Wehethum der Hüfft.

Johanniskrautöl

Wunden, Nerven, Sehnenverletzung
Diese Oel heilet die Wunden gar wohl, sonderlich aber die verwundeten Sennadern (Nerven oder Sehnen).

Bauchkolik, Blähungen der Kinder

Johanniskrautöl pfleget mans den Kindern/die Grimmen haben/über den Nabel zu legen/daher es viel Herbam umbilicarem nennen.

Fleisch und die inneren Organe, indem ich die Nerven beruhige. Jeden Muskelschmerz oder Gewebeschmerz entspanne ich, ich entspanne das Gewebe, stärke es und heile vor allen Dingen auch die Wunden. Bei Geburten das Öl auf den Leib und den Rücken der Mutter einzureiben, hilft ihr sich zu öffnen und die Wehen zu ertragen. In früheren Zeiten räucherte man mit mir bei der Geburt; dabei half ich die Luft und den Leib der Gebärenden rein zu halten von Infekten.

Ich schütze auch dein Haus vor Krankheiten, wenn du mich mit anderen Kräutern aufhängst als Busch. Ich sollte in jeder Hausapotheke sein, weil ich stark die Nerven beruhige, Blutungen stoppe, Verbrennungen heile und dein Blut stärke.

Ich bin eben ein Nervenkraut. So stärke ich die Nerven, wenn sie angeschlagen und dünn sind, so nennt ihr es. Das kann dazu führen, dass ihr Schlafstörungen haben werdet, gereizt seid, schnell weint und explodiert.

Zudem entkrampfe ich, die Muskeln der Frauen in ihrem Unterleib. Ich bin ein gutes Kraut, das ihr einnehmen könnt, wenn ihr schmerzhafte Regelblutungen oder Verkrampfungen im Unterleib haben solltet, wenn eure Blutung unregelmäßig ist aufgrund einer Hormonschwäche bzw. von innerem emotionalen Stress.

Es ist so, als ob ihr euch in die Sonne legt und euer ganzer Körper entspannt sich, erwärmt sich und weitet sich. So bin ich auch in der Wirkung.

Ich helfe auch bei einer Erregung der Haut mit Gereiztheit, Jucken und Rötung der Haut. Somit bin ich sehr gut bei roter, entzündeter und verbrannter Haut, juckender und offener Haut. Ich schließe sehr gut die Wunden und beruhige das Aufgewühlte, das Irritierte der Haut.

Wie ihr wisst, gibt es mich als Öl, doch viele andere Arten der äußeren Anwendung sind möglich. Gerne wirke ich als Balsam auf eurer Haut. Den Kopf beruhige ich und stärke ihn, wenn euer Kopf, euer Denken, eure Sorgen euch so mitgenommen haben, dass ihr nicht mehr klar denken könnt und schon in eine psychische oder geistige Verwirrung gleiten solltet, wie in euren sogenannten psychischen Erkrankungen und geistigen Erregungen wie Psychosen, Neurosen, Schizophrenien etc. Ich stärke die Gehirnfunktionen und gleichzeitig lindere ich die Unruhe im Kopfe. Ihr könnt euch das so vorstellen wie eine rote, entzündete, offene Hautstelle. Zum einen braucht es da Kühlung und Linderung, zum anderen Stärkung, um die Wunde zu schließen.

Die übererregten Nerven und das chaotische Gehirn brauchen Ruhe und Struktur, Linderung und Heilung der verletzten Bereiche im Kopf. Auch kann man den Kopf bei solchen Beschwerden öfters mit mir einreiben, im Nacken- und Stirnbereich.

Mich kannst du im Ganzen verwenden, die Stängel, die Blüten und auch die Blätter.

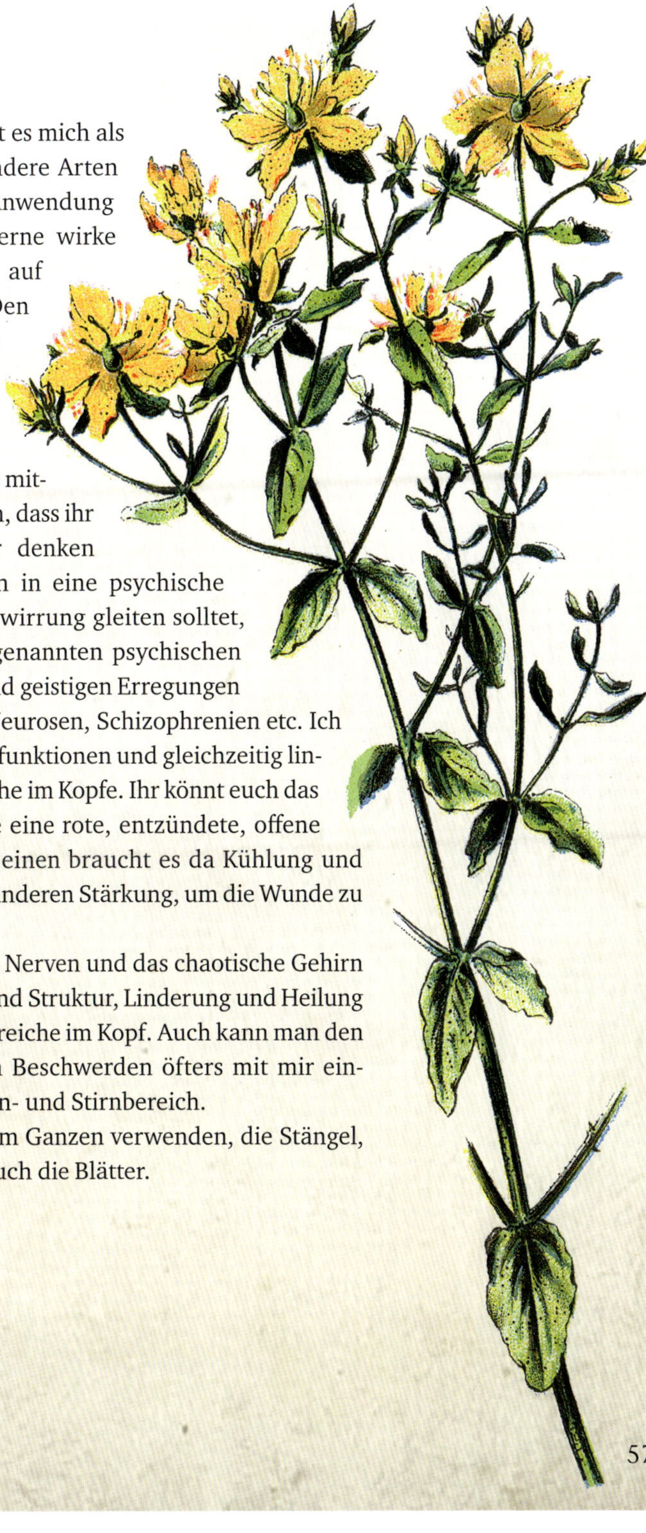

Kamille

Chamomilla matricaria

Mutterkraut

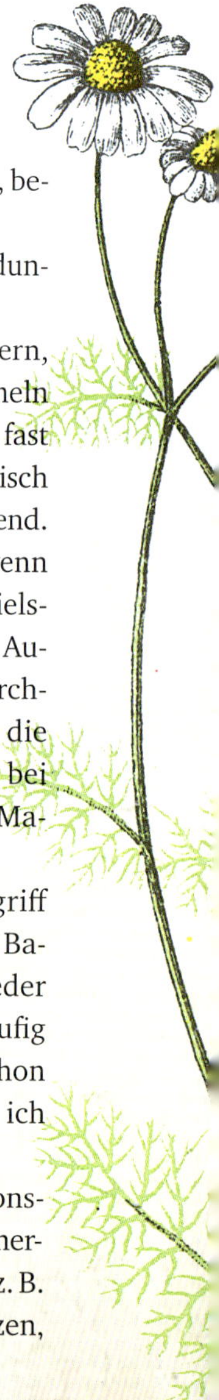

Körperliche Anwendung, empfangen vom Pflanzengeist der Kamille

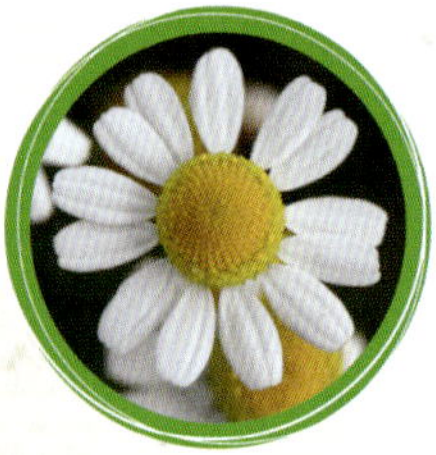

Meine Energie ist entkrampfend, wärmend, befeuchtend und stärkend.
Ich bin schmerzlindernd und heile Entzündungen.
Es ist aber wichtig, so wie bei allen Kräutern, mich an trockenen Sonnentagen zu sammeln und auf die Qualität zu achten. Ich bin gegen fast jede Krankheit gut, auch wenn das nicht logisch klingt, so wirke ich doch auf alle Organe heilend. So vergiss aber nicht mich anzuwenden, wenn deine Schleimhäute gestört sind, wie beispielsweise trockene Nasenschleimhaut, trockene Augen, trockene Vaginalschleimhaut oder Durchfall nach Antibiotikagabe, weil auch hier die Schleimhäute gestört sind. Ich helfe auch bei Übelkeit und Magenschmerzen bei einer Magen-Darminfektion.
Alle Schleimhäute, die nach einem Eingriff durch Medikamente gestört sind und deren Balance im Ungleichgewicht ist, kann ich wieder regenerieren. Frauen beispielsweise, die häufig Blasenentzündungen haben und deshalb schon viel Antibiotika eingenommen haben,heile ich auch.
Entkrampfend wirke ich auf Menstruationsschmerzen, Muskelverspannungen, Kopfschmerzen, Nervenreizungen und Schmerzen wie z. B. Ischialgie, Zahnschmerzen, Gesichtsschmerzen, Magen-Darm-Krämpfe, Ohrenschmerzen.
Eine Kamillentinktur, am besten selbst hergestellt, sollte man immer im Hause haben.

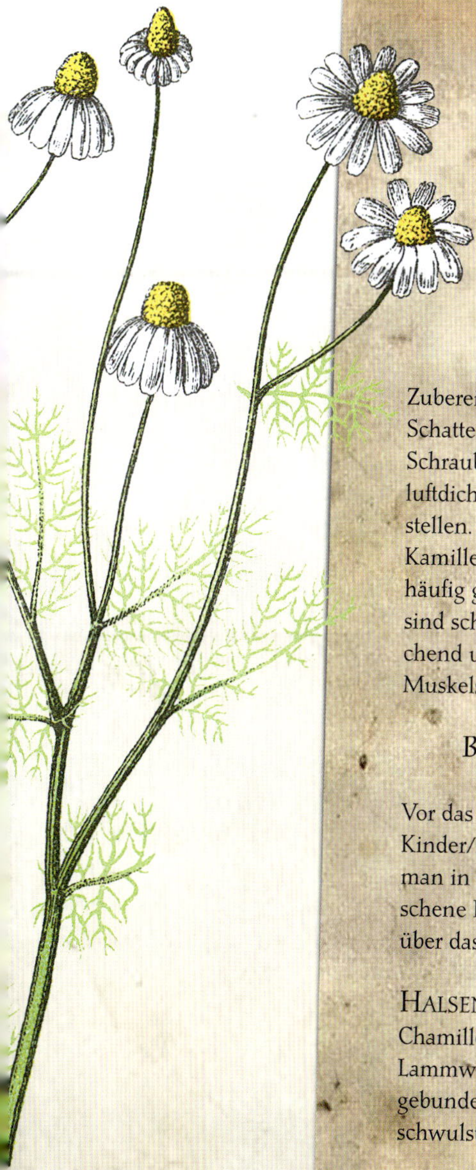

KAMILLE

Gutes Gedächtnis, Augen und Gehör

Chamillenblumen und Kraut in Wasser gesotten/und alle Abend oder zum wenigsten zwey oder drymal in der Wochen/ wann man zu Bett gehen will/die Fuß darin gebadet und gewaschen/behält ein gut Gedächtnis, stärcket das Gesicht (=Augen) und Gehör.

Kamillenöl

Zubereitung: Frische Kamillenblüten einen Tag im Schatten trocknen lassen und in ein weites Schraubglas dann füllen. Mit Öl übergießen, luftdicht verschließen und 40 Tage an die Sonne stellen. Abseihen, Kamillenblüten ausdrucken. Das Kamillenöl war bei vielerlei Krankheiten eine sehr häufig gebrauchte Medizin. Einreibungen damit sind schmerzlindernd, schweißtreibend, erweichend und zerteilend, kräftigend, Nervenstärkend, Muskelstärkend und fiebersenkend.

Bauchkrämpfe, Blähungen der Kleinkinder und Babys

Vor das Grimmen und Reissen im Leib der jungen Kinder/ist Chamillenöl ein herzliche Arzney/ so man in den warmen Oele einen Filz oder ungewaschene Lammwoll netzet/und dem Kind warm über das Nabelein und Bäuchlein bindet.

Halsentzündung, (Mandelentzündung)

Chamillenöl mit ungewaschener Schaaf oder Lammwollen warm um den Hals gelegt und gebunden, vertreibt den Schmerzen und Geschwulst des Halses.

Ich lindere und kühle Entzündungen der Schleimhäute, regeneriere die Schleimhäute wie z. B. Magen- und Darmschleimhaut, in Nase und Ohren, im Unterleib und anderswo.
Frauen, die Angst vor der Sexualität haben und vor der Hingabe, und dies auch körperlich spüren mit vaginalen Verkrampfungen, öffne und entspanne ich und helfe ihnen, sich hinzugeben.
Ich stärke das Blut und bin hilfreich bei Entzündungen im Kopfbereich wie bei Augenentzündungen, Zahnproblemen und Zahnentzündungen, erschwertem Zahnen der Kinder, Zahnschmerzen, Trigeminusneuralgien, Ohrenentzündungen, Schnupfen, Sinusitis und anderem.
Ich nehme auch Druck vom Kopf bei innerer Anspannung.
Ich entkrampfe und bin auch einzusetzen bei Schlaflosigkeit.
Ich wirke stark auf den Magen. Bei Magenschmerz, Appetitlosigkeit, Magenübersäuerung, Sodbrennen, Magenkrämpfen und Blähungen helfe ich.
Ich beruhige die Haut. Ich erweiche den verkrampften Bauch und schließe Wunden. Nervöse Erschöpfung und Abmagerung lindere ich. Unterstützend bin ich bei Diabetes.
Und ich befeuchte verhärtete und verkürzte Sehnen und mache die Gelenke geschmeidig. Somit bin ich gut bei Menschen, die zu Verkrampfungen neigen, zu Sehnenverkürzungen und deshalb auch zu Sehnenabrissen wie Meniskusverletzungen oder Verletzungen der Achillessehne und anderen Sehnenproblemen.
Wie der Holunder bin ich ein Heilkraut, das man gut den Kindern und Babys verabreichen kann.
Ich fördere stark die Wundheilung.

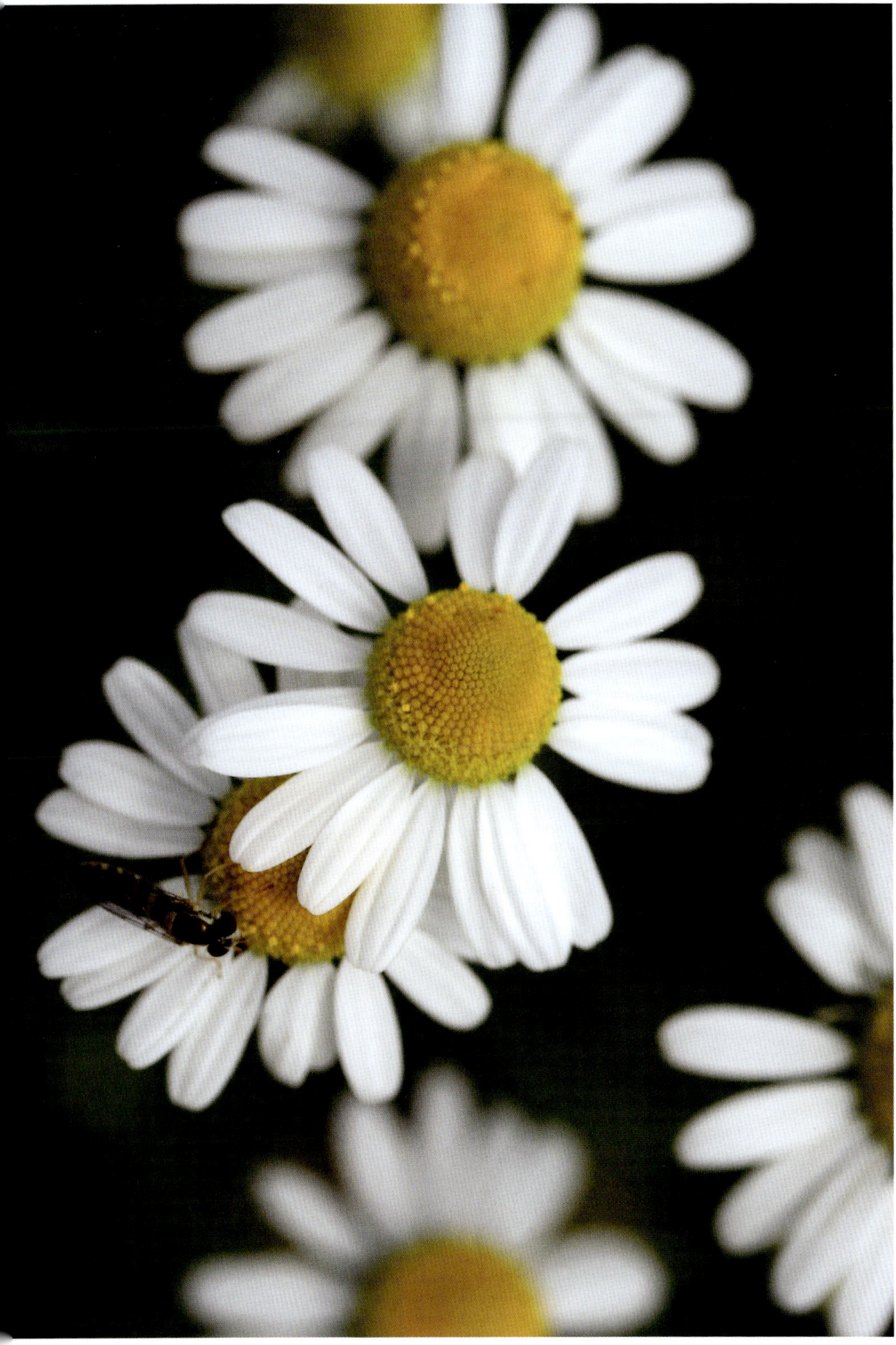

Königskerze

Verbascum album

Himmelsfackel

Körperliche Anwendung, empfangen vom Pflanzengeist der Königskerze

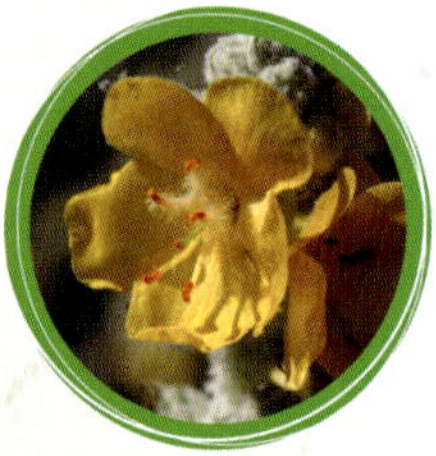

So höre, eine wichtige Pflanze bin ich für dich, denn ich baue dich auf, wenn du tief erschöpft bist, erschöpft in deiner körperlichen wie auch psychischen Kraft. Deine Blutzellen, deine Schleimhäute in Lunge, Nase, Darm, Magen und andernorts befeuchte ich bei Mangel und Trockenheit. Wenn Medikamente deine Schleimhäute zerstört haben, habe Geduld und wende mich in Kombination mit Kamille und Frauenmantel an. Meine Blüten, und auch meine Wurzel sind von großer Heilkraft. Ich bin in Notzeiten auch als Nahrung verwendet worden, wie auch andere Kräuter. Meine Blüten verwendete man in der Nahrung als Beigabe im süßen Brei, vor allen Dingen für kleine Kinder. Bei jenen Kindern, die geschwächt waren aufgrund von Unterernährung, schweren Erkrankungen, Durchfall oder Lungenerkrankungen, stärke ich deren Appetit und Verdauung. Den Alten und Schwachen bin ich besonders dienlich. Meine Energie der Blütenblätter ist beschleimend, befeuchtend. So helfe ich auch bei chronischen Entzündungen, auch insbesondere der Haut und der Gedärme.

Ich beruhige die gereizten Schleimhäute, vor allem der Lunge, des Darms, der Haut. Meine Blüten sind sehr hilfreich bei trockener Lunge mit Husten, Halsweh, Heiserkeit, mit zähem Schleim, der sich nur schwer lösen kann. Ich helfe dir bei Anämie und Erschöpfung.

Ich stärke dich bei Auszehrung und erhelle dein Licht. Ich bin gut bei Milzschwäche und Pankreasschwäche aufgrund von Überarbeitung und helfe

KÖNIGSKERZE

Warzen

Der Saft aus den Blättern oder Blumen an die Warzen gestrichen/tilget sie aus.

Hämorrhoiden

Den versehrten Affter oder so er geschwollen mit diesem Wassser wol gewaschen und gespritzt, heilet denselbigen bald.

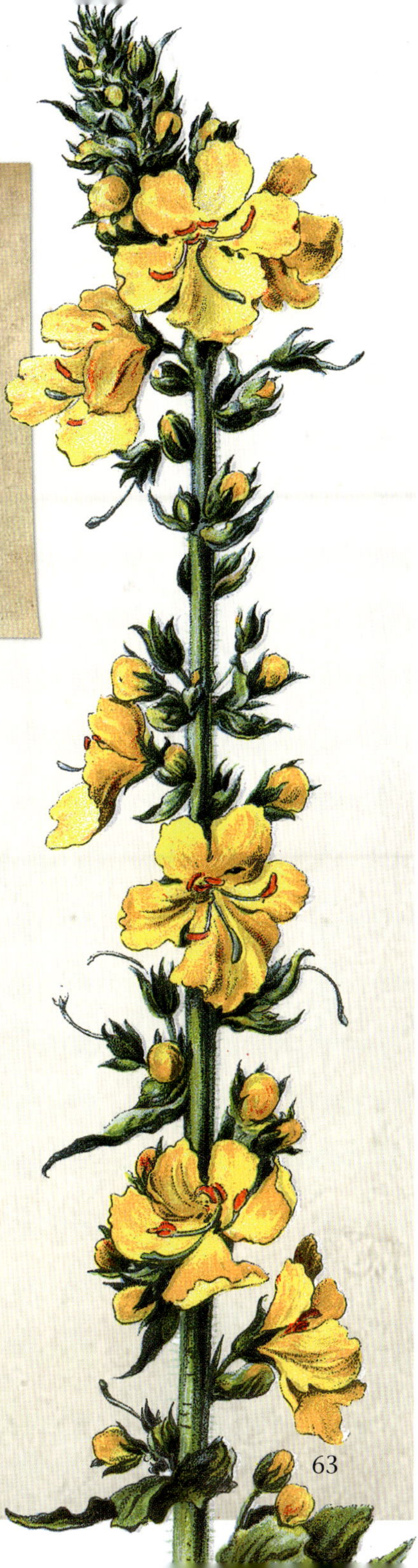

auch bei Diabetes in Verbindung mit anderen Pflanzen. Ich befeuchte und entspanne dich. Ich unterstütze dich bei Sinusitis und Beschwerden der Bronchien. Ich bin gut einzusetzen auch bei chronisch auszehrenden Lungenkrankheiten, in welchen der Schleim gelöst und die Auswurfförderung angeregt werden sollte.
Meine Wurzel wirkt zusammenziehend, stoppt Durchfall und Darmblutungen, lindert Darmentzündungen und zieht das Gewebe zusammen wie bei Hämorrhoiden und Analfissuren.

Löwenzahn

Taraxacum officinalis

Pusteblume

Körperliche Anwendung, empfangen vom Pflanzengeist des Löwenzahns

Ich bin eine kräftigende Pflanze, wie alle Heilkräuter, die in früheren Zeiten als Nahrungsmittel gedient haben. Mich hat man im Frühling sehr häufig gegessen, die frischen jungen Blätter sind vorzüglich dazu geeignet, das Blut und die Zellen zu reinigen und zu erfrischen.

Ich stärke das Holzelement (Leber, Galle), das Blut (Anämie) und den Milchfluss in deinen Brüsten. Ich rege sowohl die Milz als auch den Darm an. Ich mache deinen Körper weich, gelenkig und fülle auf (Arthrose, harte Sehnen, schwache und wenig Muskeln, steifer Körper).

Ich bin einzusetzen bei Mattigkeit, Antriebslosigkeit, ohne-Biss-Sein. Ich fördere dein Durchsetzungsvermögen. Ich bin sehr wichtig in dieser heutigen Zeit, denn ich wachse oft und erzeuge gewünschte Flexibilität in deinem Leben.

Ich reinige von Schleim in der Leber, rege den Gallenfluss an und helfe bei Leberzirrhose und Ablagerungen wie Fettzellen. Ich helfe auch bei Hepatitis, Fettleber, Gallenentzündungen und Leberschwäche. Ich bringe den Fettstoffwechsel in Ordnung und reinige von Giften.

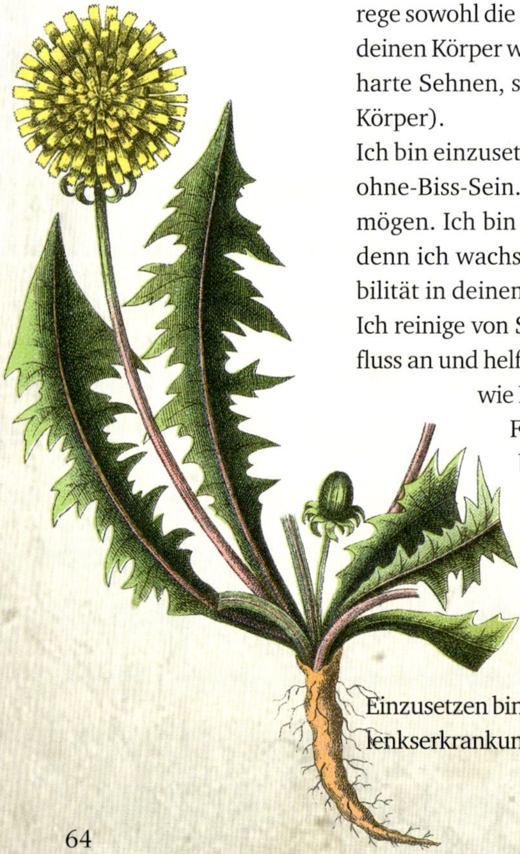

Ich reinige deinen Darm von Verschlackungen, rege die Verdauung an und helfe bei Ablagerungen in den Gelenken.

Einzusetzen bin ich deshalb bei Gicht und anderen Gelenkserkrankungen wie Rheuma und Arthritis, die sich verschlimmern mit bestimmter Ernährung. Wenn jemand zu viel von tierischem Eiweiß und Alkohol zu sich nimmt und auch künstlich veränderte Lebensmittel und Zusatzstoffe, kann dies zu Ablagerungen in den Gelenken führen und dann eben zu Gelenksentzündungen im Körper. Neben der Einnahme von Löwenzahn und anderen Kräutern sollte man auch dementsprechend die Nahrungsgewohnheiten auf gesündere umstellen.

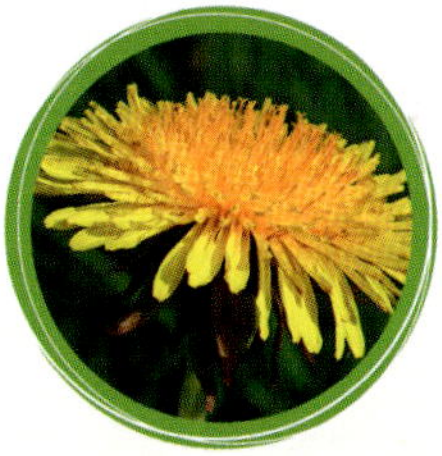

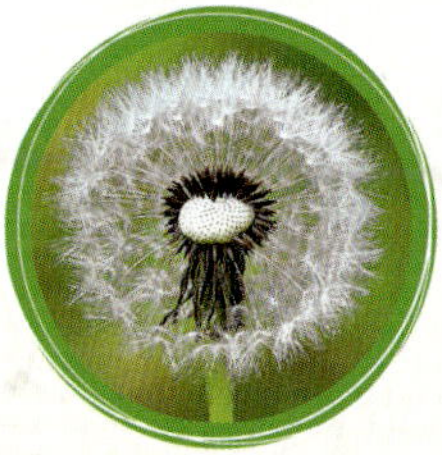

Da ich die Leber somit reinige und sie auffülle mit Gesundheit, stärke ich auch dein Blut und mache es frisch. In den Augen spiegelt sich die Leberenergie wider und ist die Leber gesund, sind auch die Augen frisch und klar.

Bei der Einnahme von leberschädigenden Medikamenten sollte man zusätzlich zu mir auch andere blut-, leber und nierenreinigende Kräuter zu sich nehmen.

Da ich die Funktion der Leber anrege, vor allem meine jungen bitteren Blätter, rege ich auch den Gallenfluss an. Ich bin mit Vorsicht zu genießen bei Gallengrieß oder Gallensteinen, weil es durch den vermehrten Gallenfluss eventuell zu einem Gallenstau kommen kann; somit sollte man zuerst mit einer geringen Dosis beginnen und diese dann steigern. Bei leberschädigenden Infekten kann man mich auch einsetzen.

Bei Gelbsucht, die von der Leber zusätzlich von der Bauchspeicheldrüse entstanden ist, bin ich ebenso hilfreich.

LÖWENZAHN

Tränende Augen, verschwommenes fleckiges Sehen, mangelnde Sehkraft

Etliche ziehen das Röhrleinkraut mit der Wurzel unter sich aus/schneiden darnach die Wurzel ab/hencken dieselbige an den Hals/tragen sie also ein Zeilang/das soll nicht allein die Flecken der Augen/sondern auch das Rinnen derselben vertreiben.

So kann man auch den Neugeborenen nur eine kleine Dosis Löwenzahntee verabreichen oder die Blüten-Seele® Löwenzahn äußerlich einreiben, um die Leber zu stärken und die Heilung der Gelbsucht zu beschleunigen.

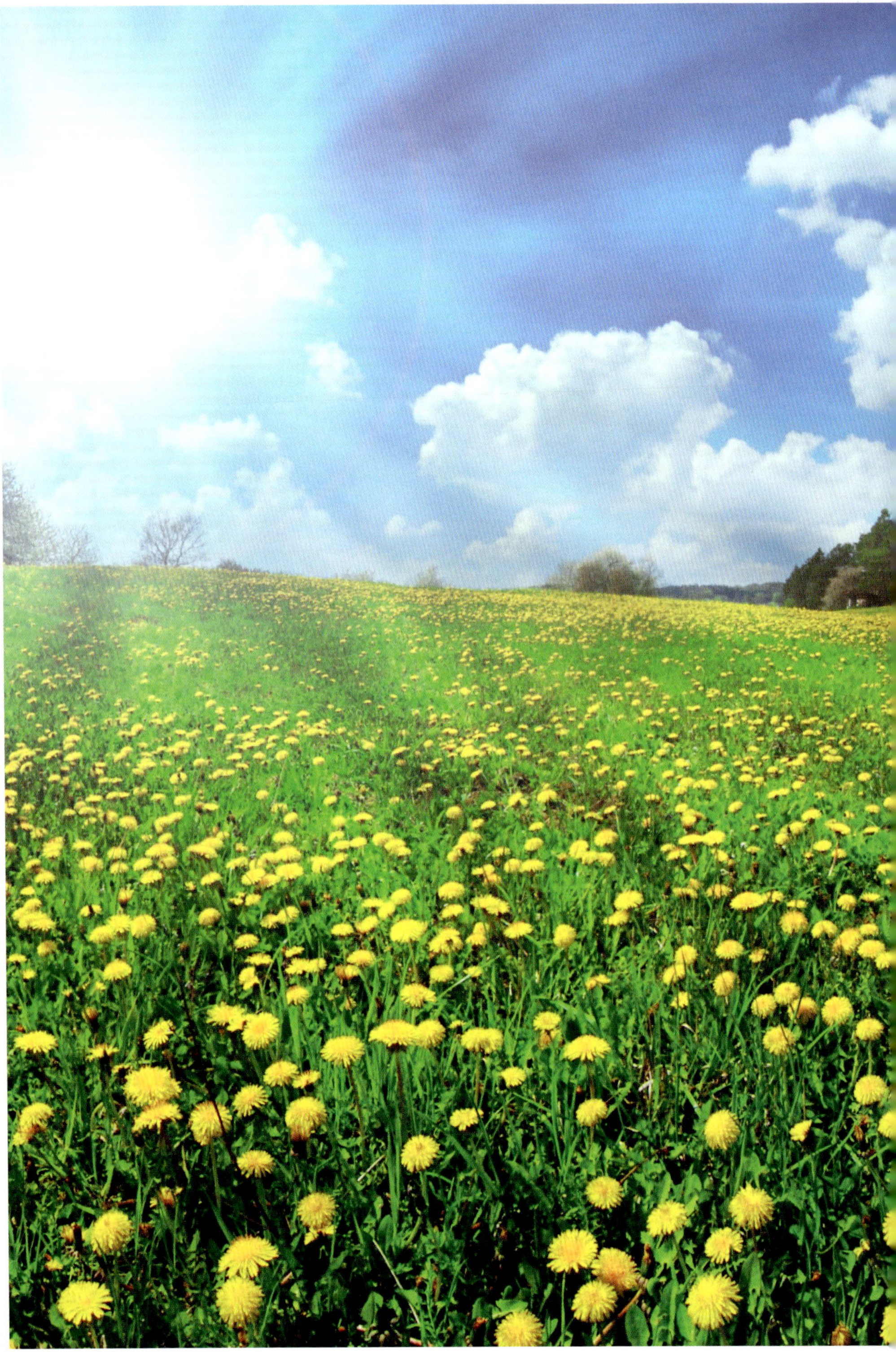

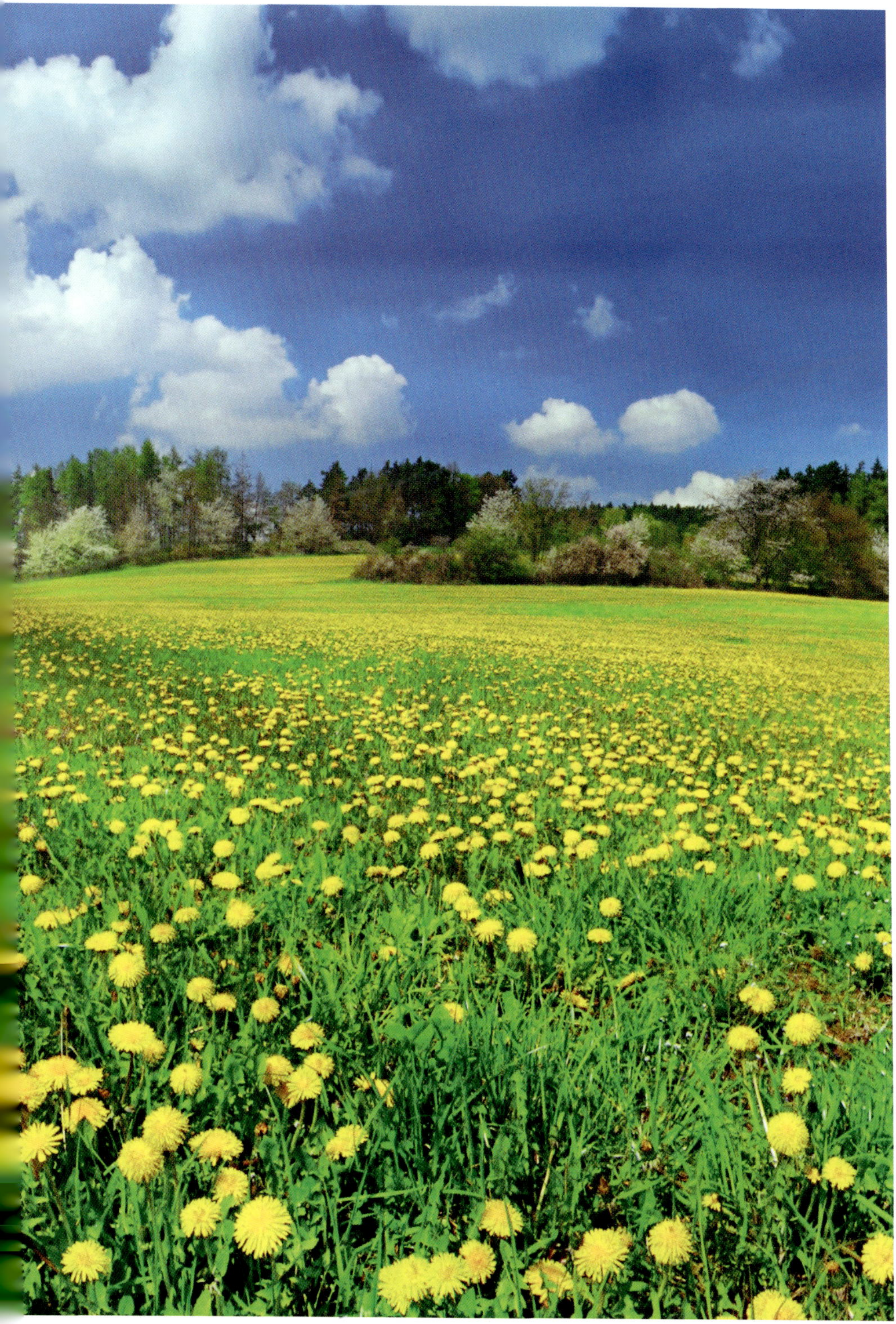

Lungenkraut

Pulmonaria officinalis

Blau-roter Himmelsschlüssel

Körperliche Anwendung, empfangen vom Pflanzengeist des Lungenkrauts

Ich wachse nicht mehr sehr oft und so würde ich dir empfehlen, mich im Garten anzubauen. Denn ich bin ein gutes Kräutlein für die Lunge, die Nase und das Herz.

Besonders mild bin ich gut anwendbar für Kinder und Alte, was nichts von meiner Heilkraft schmälern sollte, denn ich stärke die Abwehrkraft gegen Grippe und bin auswurffördernd. Körperlich wirke ich heilsam bei Anämie und Sinusitis, häufigem Halsweh, verstopfter Nase, Heuschnupfen. Ich beruhige bei nervösem Herzklopfen. Ich bin sanft in der Heilung und stärkend. Ich helfe dir außerdem bei geschwächter Energie mit häufigen Erkältungen, Blässe und Schlafstörungen, bei Hitzewallungen und Angst im Herzen.

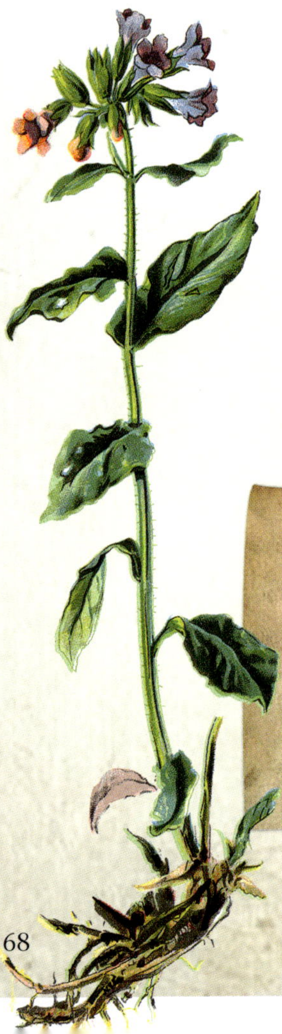

LUNGENKRAUT

LUNGENERKRANKUNGEN

… Daß es mehr von wegen seiner Krafft/so es in sich hat/die Gebrachen der Lungen zu heilen.

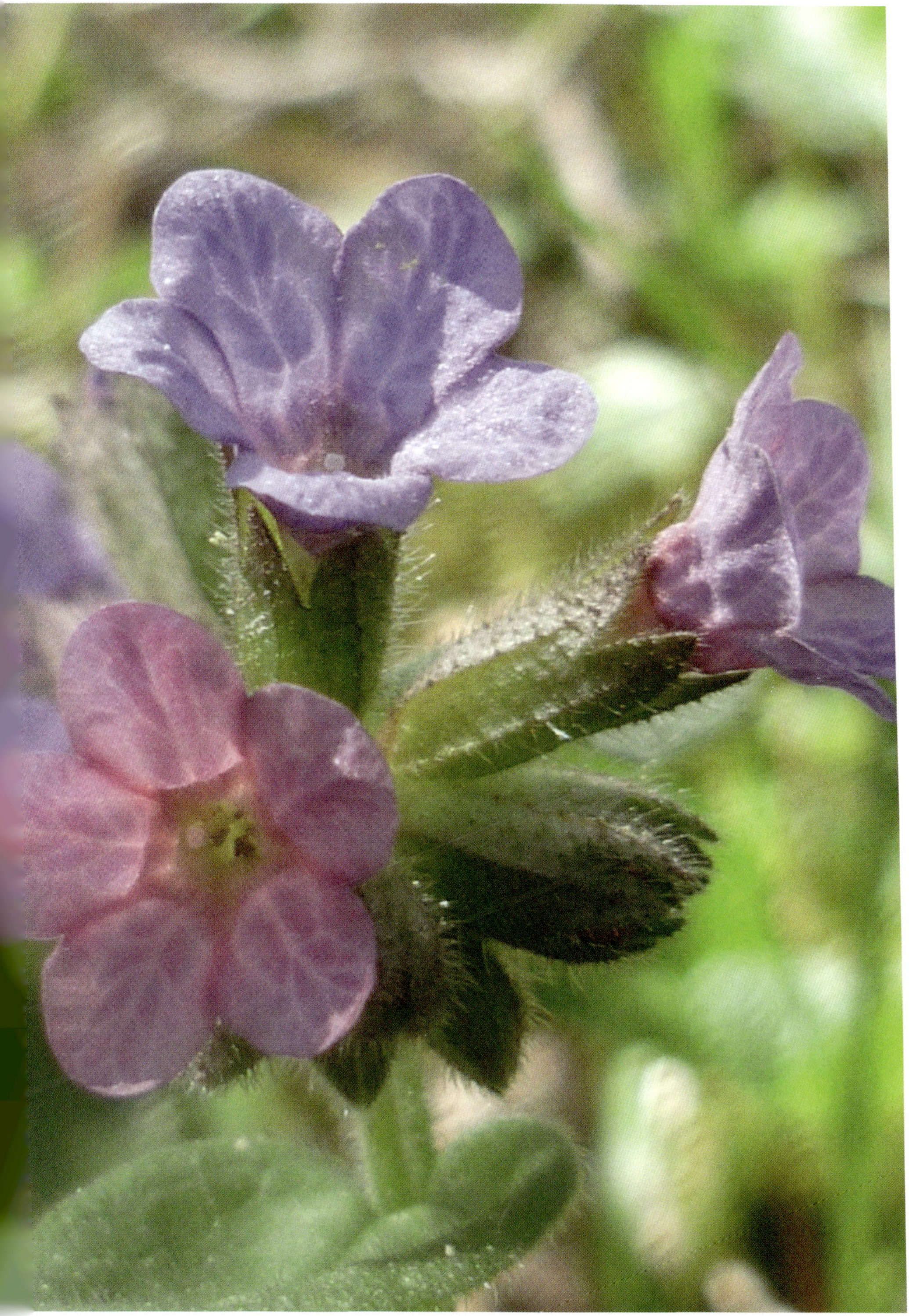

Mädesüß

Filipendula ulmaria
Königin der Wiesen

Körperliche Anwendung, empfangen vom Pflanzengeist des Mädesüß

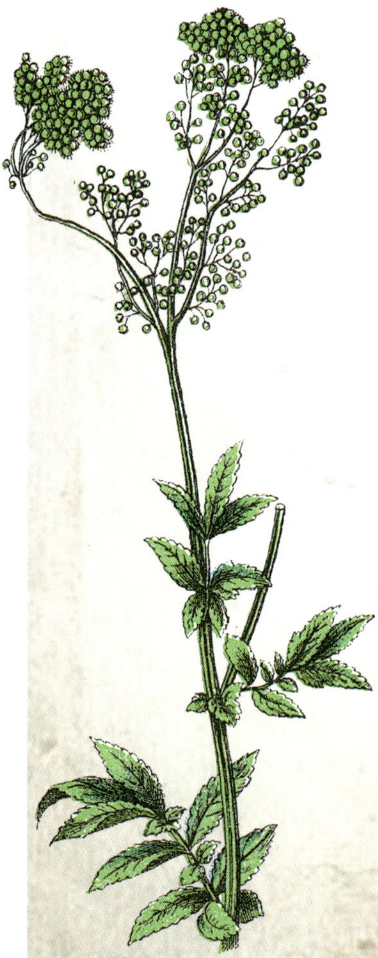

Meine Kinder, ich bin eine froh stimmende Pflanze, ich erheitere das Herz und mache leicht und frei. Ich nehme den Entzündungen im Körper ihre Hitze und vertreibe Schmerzen in euch, denn ich dehne und erweitere euch. So treibe ich den Schweiß aus euren Poren, es ist, als ob sich eure Gefäße dehnen, euer Fleisch sich durchwärmt und dehnt und somit die Flüssigkeiten in euch sich auch ausbreiten, so als ob ihr einen Staudamm öffnet.

Ich bin sehr gut einzusetzen bei Schmerzen im Körper durch Infekte mit Fieber oder auch durch Verspannungen und Entzündungsherde im Körper.

Ich senke Fieber, bin schweißtreibend und vertreibe Schmerzen.

Ich bin das Aspirin aus der Natur.

Ich rege die Nierenfunktion an und bin harntreibend.

Ich rege die Organe an, welche Verdauungssäfte und Blut produzieren, und auch die Nierenfunktion bringe ich etwas in Schwung.

Mich kannst du im Kuchen oder im Dessert einbacken, ich bin somit ein Süßungsmittel und wirke ähnlich wie die Holunderblüte.

Ich stärke deine Milz und Bauchspeicheldrüse und erleichtere Schmerzen der Gelenke.

Ich helfe bei Gicht und Rheuma, Hartes im Körper erweiche ich.

Trinke jeden Tag eine Tasse Tee mit mir und deine Gelenkschmerzen werden gelindert.

Ich bin gut zur Stärkung wie auch teilweise zur Reinigung und mit meiner Energie hebe ich dich auf ein neues Niveau.

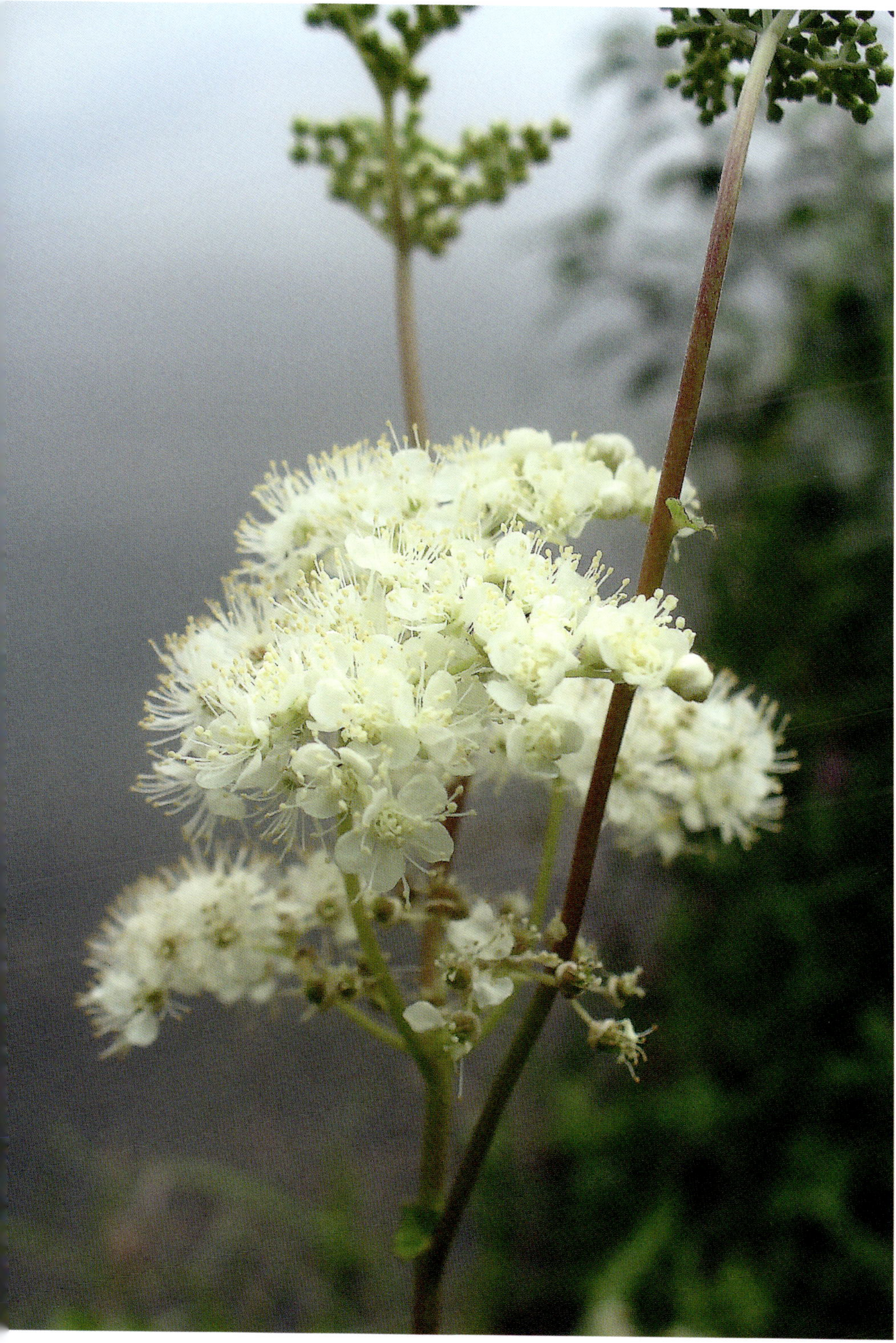

Pfefferminze

Herba mentha

Gartenbalsam

Körperliche Anwendung, empfangen vom Pflanzengeist der Pfefferminze

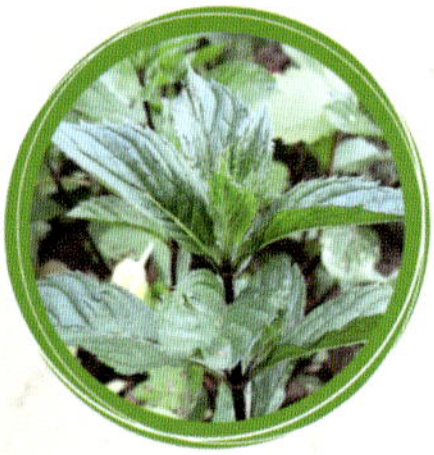

Ich stärke und kühle die Leber, das Leber-Yang (die Funktion und Wärme der Leber) und bewege den Stau der Leber bei Gallensteinen (die Pfefferminze regt die Absonderung der Galle an und beugt auch Gallensteinen vor).
Ich löse Fett aus dem Gewebe (Zellulitis, Fettleber, erhöhtes Cholesterin etc.), entschlacke das Blut und leite Wasser aus.
Ich kühle Hitze im Magen, in den Augen und den Nieren (Sodbrennen, Gastritis, Augen entzündet, juckend und rot, Kopfschmerzen, Übelkeit, Brechen, Aufstoßen, Migräne).
Zu viel Yang, was zu Druck und Hitze im oberen Körperbereich mit Kopfschmerzen führt, beruhige ich.
Ich bin stärkend und kühlend. Hautausschläge, welche vom Stress verursacht sind, lindere ich.
Ich löse auch leicht den alten, hitzigen, zähen Schleim aus den Lungen, der Nase, dem Darm und dem Magen.
Gut bin ich bei Entzündung in den Gelenken und Rheuma, bei Rückenschmerzen und Verspannungen, als Salbe oder Öl aufgetragen.
Ich stabilisiere bei Kreislaufproblemen, Schwindel und Ohnmacht. Ich vertreibe Schnupfen, Erkältung und Husten.
Ich löse den Milchstau und die Milchknoten der stillenden Mütter, ich fördere und stille auch ihren Milchfluss.
Ich entkrampfe und vertreibe Blähungen. Ich vertreibe Appetitlosigkeit und Magenschmerzen und rege die Galle an.
Frauen helfe ich bei Unterleibsschmerzen, Menstruationskrämpfen und fördere ihre Menstruation.

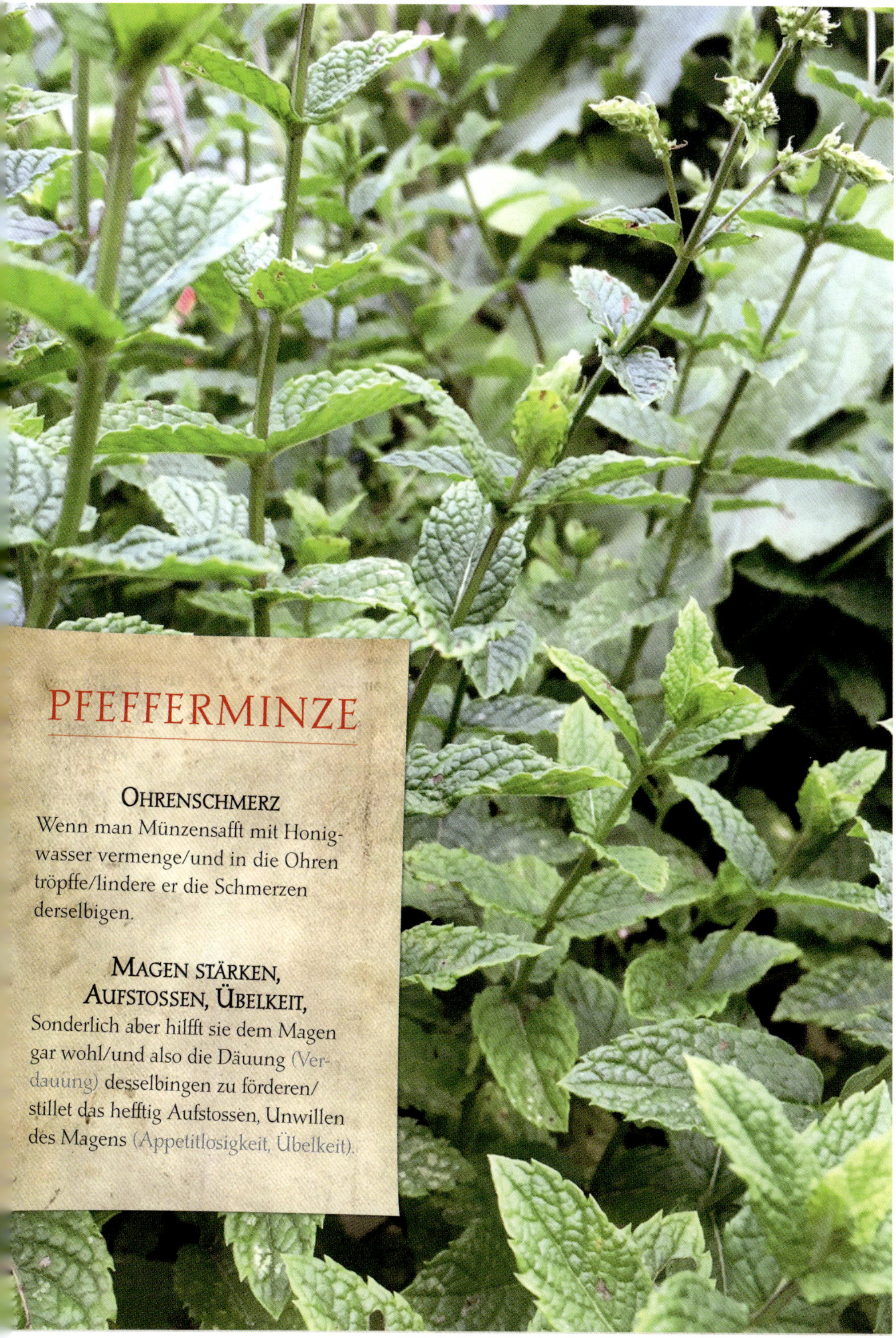

PFEFFERMINZE

Ohrenschmerz

Wenn man Münzensafft mit Honigwasser vermenge/und in die Ohren tröpffe/lindere er die Schmerzen derselbigen.

Magen stärken, Aufstossen, Übelkeit,

Sonderlich aber hilfft sie dem Magen gar wohl/und also die Däuung (Verdauung) desselbingen zu förderen/ stillet das hefftig Aufstossen, Unwillen des Magens (Appetitlosigkeit, Übelkeit).

Rosenmalve

Malva alcea
Eibisch

Körperliche Anwendung, empfangen vom Pflanzengeist der Malve

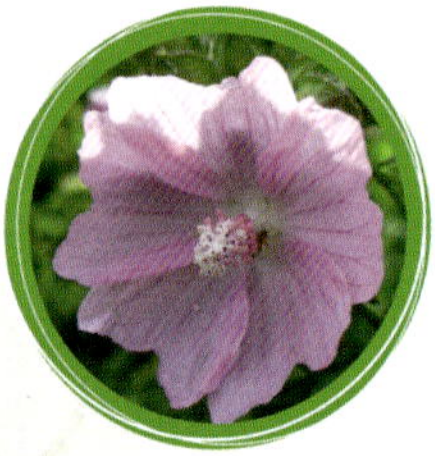

So höret, ein gar vortreffliches Kraut bin ich, zum Entkrampfen vor allen Dingen in der Brust, den Gedärmen und dem Unterleib der Frauen. Ich bin öffnend, erweichend und schleimbildend. Trockenheit in den Atemwegen lindere ich von der Nase über den Hals bis hinab in die Lunge.
Ich entspanne bei Herzdruck, Enge des Atems durch das Herz und Bitterkeit. Ich erweiche den Uterus. Ich bin eine Liebesdroge. Ich bringe das Herz in Balance, helfe bei Herzenge und Herzklopfen, verursacht durch Angst und Ärger (die körperliche Empfindung ist Druck auf der Brust, Enge beim Atmen). Ich lindere Menstruationsschmerzen, stärke dein Blut und bewege es leicht, ich helfe bei Schlaflosigkeit aufgrund von Herzklopfen und Liebeskummer.
Ich öffne den verspannten Uterus und befeuchte die trockene Lunge und die gereizten Atemwege.
Um die Wehen der Gebärenden zu erleichtern, kann man mich als Tee genießen.
Auch krampfartige Schmerzen im Unterleib der Frau entspanne ich.
In Kombination mit anderen Kräutern bin ich bei trockenem Husten einzusetzen.

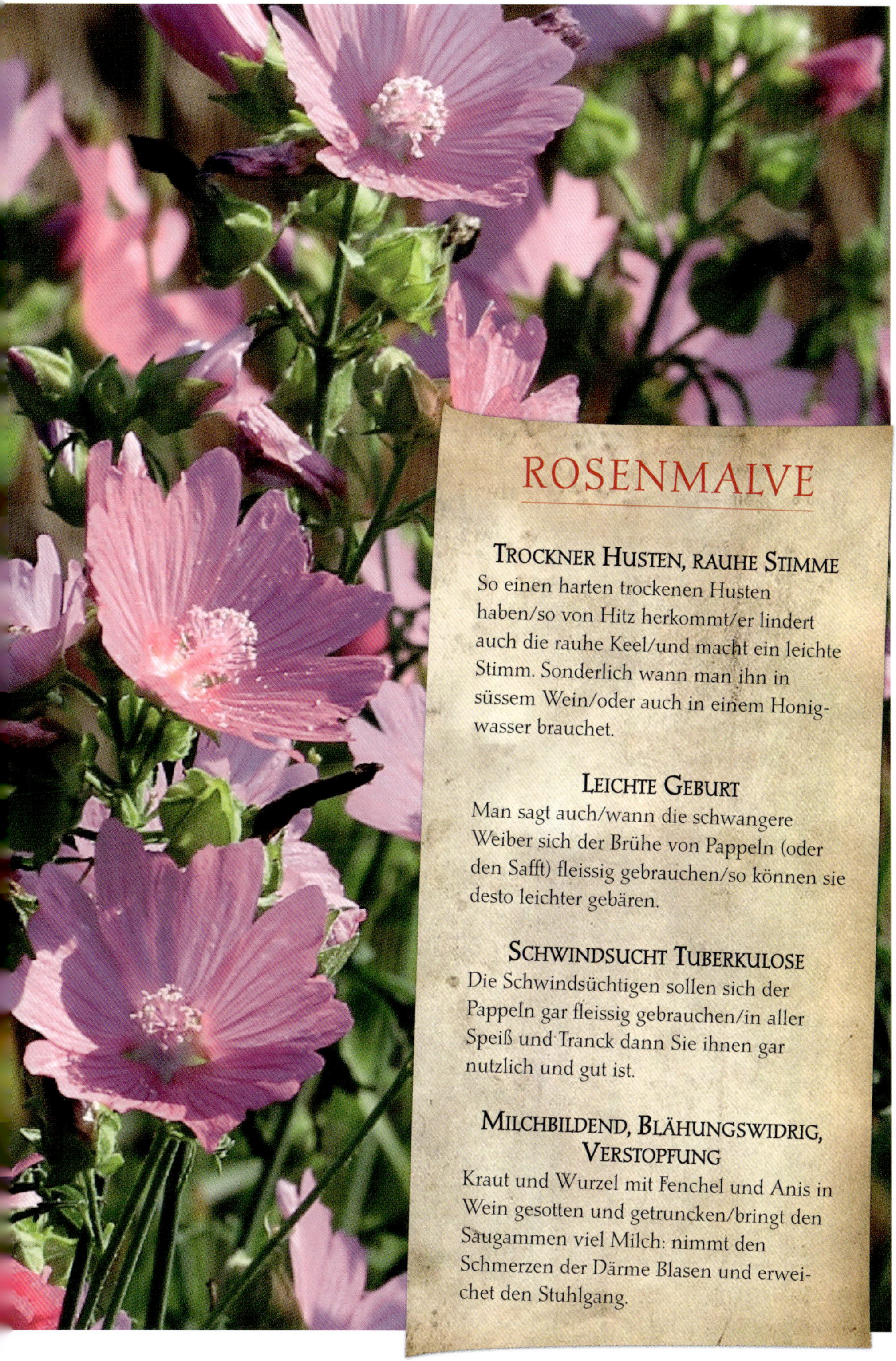

ROSENMALVE

TROCKNER HUSTEN, RAUHE STIMME

So einen harten trockenen Husten haben/so von Hitz herkommt/er lindert auch die rauhe Keel/und macht ein leichte Stimm. Sonderlich wann man ihn in süssem Wein/oder auch in einem Honigwasser brauchet.

LEICHTE GEBURT

Man sagt auch/wann die schwangere Weiber sich der Brühe von Pappeln (oder den Safft) fleissig gebrauchen/so können sie desto leichter gebären.

SCHWINDSUCHT TUBERKULOSE

Die Schwindsüchtigen sollen sich der Pappeln gar fleissig gebrauchen/in aller Speiß und Tranck dann Sie ihnen gar nutzlich und gut ist.

MILCHBILDEND, BLÄHUNGSWIDRIG, VERSTOPFUNG

Kraut und Wurzel mit Fenchel und Anis in Wein gesotten und getruncken/bringt den Saugammen viel Milch: nimmt den Schmerzen der Därme Blasen und erweichet den Stuhlgang.

Rosmarin

Rosmarinus officinalis

Weihrauchkraut

Körperliche Anwendung, empfangen vom Pflanzengeist des Rosmarins

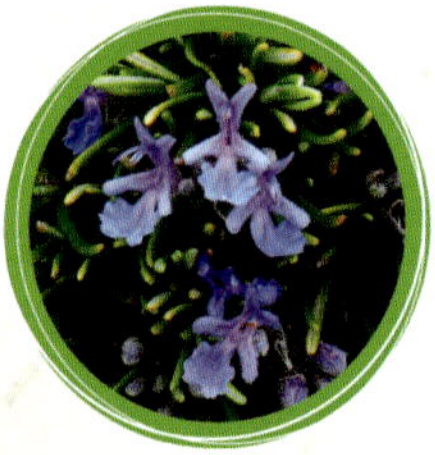

Nun höret, was ich euch zu sagen habe und wobei ich euch behilflich sein kann. Denn ich kann euch in sehr vielen körperlichen und auch geistigen Gebieten helfen, bin ich doch eine sehr zähe Pflanze und wachse schon seit fast Anbeginn der Erde auf dieser eurer Welt. Zuerst gab es eine Phase von vielen tausend Jahren mit den ersten Pflanzen, dann gab es eine zweite Phase, in der ich entstand. Ich entstand also nach einer gewissen ersten Wachstumswelle der Flora auf der Erde und ich gehöre zu einer der ältesten Pflanzen der Erde, so wie der Farn oder auch andere Gewächse und Bäume. Da es mich schon so lange gibt, habe ich unzählige Informationen in mir gespeichert. Informationen über Naturkatastrophen, extreme Klimaveränderungen, Kältewellen, Hitzezeiten. Ich habe alles, meine Gefährten haben alles überlebt und so bin ich immer noch da, leider verändert von euch und unterschätzt.

Denn ich gebe euch Kraft in allen Organen und auch im Geiste und den Emotionen. Ich bin ein lebensverlängerndes Mittel; das bedeutet, allem, was in euch ist, helfe ich länger zu funktionieren. Wie mache ich das? Ich verjünge euch sozusagen, indem ich der Zelle, jeder einzelnen Struktur Kraft gebe. Die Alten wussten es und wissen es immer noch, dass ich lebensverlängernd bin und nur gute Energie schenke und mich allem Zerstörerischen widersetzen kann.

Ich stärke also alle Organe; so kann ich bei einer Schwäche der Organe wie auch der Muskeln und

Nerven verabreicht werden. Bei Lähmungen und Muskelschwund reibt mich ein, bei Erschöpfung nach langer Krankheit reibt mich ein in den Körper und trinkt oder esst mich als Tee oder Pulver. Bei schweren Krankheiten kann ich euch retten, wenn es so bestimmt ist. Der Duft von mir hat ebenso eine sehr intensive Heilkraft, denn über den Duftsinn der

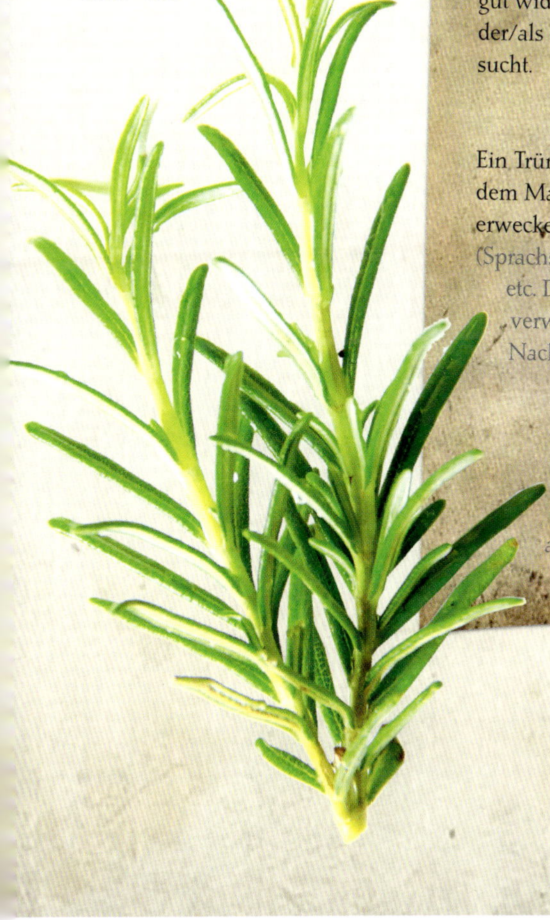

ROSMARIN

Augen stärken, Mundgeruch

Rosmarinblättlein die ganze Zeit weil es blühet/samt den Blumen/mit ein wenig Salz auf einer Schnitten Brods gezettelt/ und alle morgen nüchtern geessen/machet ein scharff Gesicht: vertreibet auch den stinckenden Athem.

Gehirn Augen und Ohren stärkend, Epilepsie, niederer Blutdruck,

Rosmarin stärcket das Hirn und allerley Sinn/ist gut wider Kranckheiten des Hirns und der Glieder/als da ist die Fallendsucht (Epilepsie) Schlaffsucht.

Sprachlosigkeit

Ein Trüncklein am Morgen davon gethan/dient dem Magen und dem Herzen/die Sprachlosen erwecket es wieder zu der Sprach und Vernunnft (Sprachstörungen bei Gehirnverletzungen, Demenz etc. Dazu kann man auch das Rosmarinöl verwenden, mehrmals täglich auf den Kopf, den Nacken und die Schläfen eingerieben).

Schlaganfall, Lähmung

Das Oel ist nutzlich den Gliedern/die lahm oder verhartet sind. Item zu Verhütung des Schlags (Schlaganfall)/schmieret man damit das Genick.

Nase verteilt sich mein Öl in alle Bereiche des Körpers.
So gebt mich vor allen Dingen den Schwachen, Ausgezehrten, Lustlosen, Herzkranken und geistig Kranken. Ihr nennt es Burn-out, Depression, Traurigkeit, Niedergeschlagenheit. Ich wecke eure Lebensgeister und führe euch in eure Kraft, in deine eigene Kraft zurück. Ich reinige dich auch von allem, was nicht deines ist, an Schadstoffen, an Energien und Gedanken. Ich bin sehr hilfreich bei Schmerzen, weil ich das Gewebe durchblute und alle Stagnationen bewege. Ich löse Ansammlungen auf und bin unterstützend bei Tumoren und Geschwüren einzusetzen, bei Ablagerungen materieller Art im Körper. Mich könnt ihr fast bei allem einsetzen, was mit einer Schwäche zu tun hat, einer Ansammlung und einer Unterfunktion. Sehr zu empfehlen ist die äußerliche Anwendung von mir. Ich bin gern in Verbindung mit Thymian und Lavendel. Sie sind meine Brüder, aber ich bin die älteste Pflanze davon. Da ich so alt bin, bringe ich euch an den Urzustand, den natürlichen Urzustand eures Körpers zurück. Früher wurde ich in Tempeln gebraucht, um die Luft zu reinigen von schlechten verbrauchten Energien; ich wurde auch als Reinigungsmittel benutzt, indem man die steinernen und marmornen Tische, auch Essgefäße mit mir abrieb. Ihr könnt also auch Dinge mit mir einreiben oder abreiben, ich reinige dann von schädlichen Stoffen wie Bakterien und anderem und verleihe euch Appetit. Ich gebe allem einen frischen Duft der Reinheit und Langlebigkeit.
Zu fast jedem Tee passe ich sehr gut, außer in den kühlenden, beruhigenden, weil ich ja erfrische und aufwecke. Du kannst ein Büschel Rosmarin auch bei dir tragen, an der Brust auf der Haut oder im Schuh, und du wirst sehen, du fühlst dich kraftvoller und klar und rein. Bei Fußschweiß gebe mich in den Schuh

oder reibe deine Füße mit meinem Öl ein. Auch auf der Haut vertreibe ich Infektionen, verursacht durch Stiche, Verletzungen, Bakterien, Viren, und heile Wunden. Den Kopf reinige ich von Schuppen, die Haut, mach ich sanft und weich mit meinem Öl.

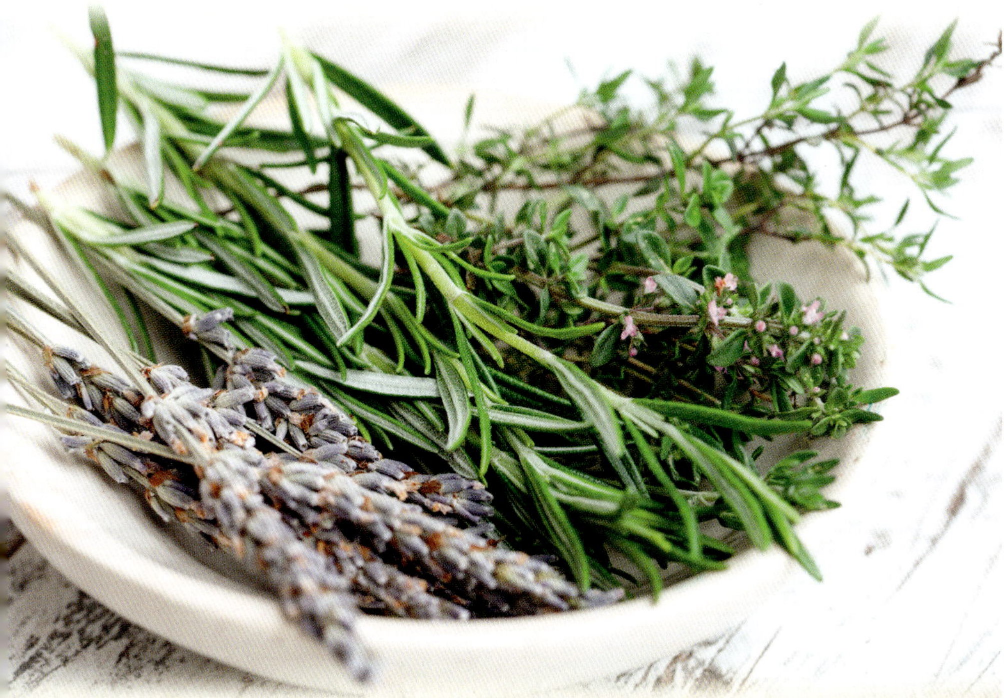

Noch so vieles mehr vermag ich zu tun, versuche es mit mir. Ich bin und war euch immer zu Diensten. Ihr könnt mich in Öle geben, in Essig, in Speisen, um sie haltbar zu machen, auf Möbel, um diese haltbar zu machen, in euer Putzwasser mit Zitronenöl, in eure Gesichtscreme, in eure Getränke.
Ich bin immer für euch da und bringe den Körper in die Balance und Gesundheit.
Gesundheit ist mein zweiter Name.

Schafgarbe

Achillea millefolium

Garwa

Körperliche Anwendung, empfangen vom Pflanzengeist der Schafgarbe

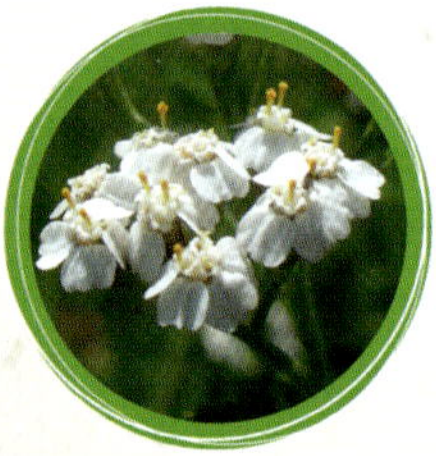

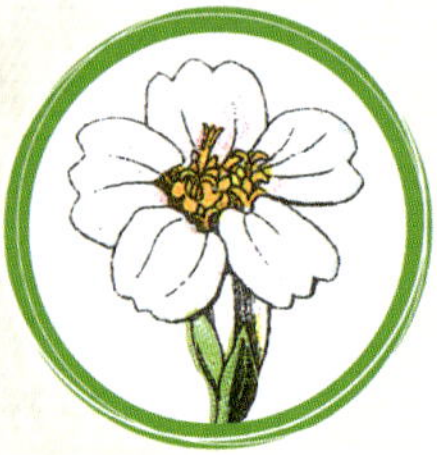

Im Grunde bin ich eine Yin-stärkende Pflanze und deshalb auch kühlend und blutstillend.
Ich balanciere die weiblichen Hormone, indem ich auf die Nieren einwirke. Meine Hauptrichtungen sind die Knochen, Zähne, das Herz, die Blutgefäße und die Nervenverbindungen. Ich reinige auch die Leber.
Ich durchdringe das Gehirn, bin somit gut bei Vergesslichkeit oder Hyperaktivität der Kinder, denn ich beruhige und stärke gleichzeitig den Geist.
Ich kühle die Leber und beruhige den hitzigen Magen (Gastritis, Sodbrennen, vermehrter Appetit, Leberentzündung, rote, trockene, entzündete Augen).
Ich bin bei zu starker Menstruation, Hautausschlägen mit eitrig wässrigem Sekret und auch Kopfbeschwerden anzuwenden.
Ich bin einzusetzen bei Schlaganfall, Zuckungen der Gliedmaßen durch Verstopfung der Blutgefäße im Gehirn wie auch bei einer Hitze am Kopf (Blutandrang im Kopf, Bluthochdruck, Kopfschmerzen u. a.).
Ich löse Verstopfung auf in den Gefäßen und lindere Entzündungen in den Blutgefäßen (Thrombose, Venenentzündungen).
Ich lindere vaginalen Ausfluss.
Alle Beschwerden, die ihre Ursache in einer Funktionsstörung in der Leber haben und entzündliche Prozesse (feuchte Hitze in der Leber in der TCM) im Unterleib wie auch im Lebermeridian hervorbringen, kühle und lindere ich.

Die Doldenform meiner Blüte wie beim Holunder weist darauf hin, dass ich gut bin für das Gehirn und die Lunge.
Meine weiße Farbe reinigt und bringt Lichtenergie. Ich löse und reinige alle Verschlackungen im Gehirn und ein Übermaß an Ansammlungen von Zellen im Gehirn (Vergesslichkeit und Demenz).

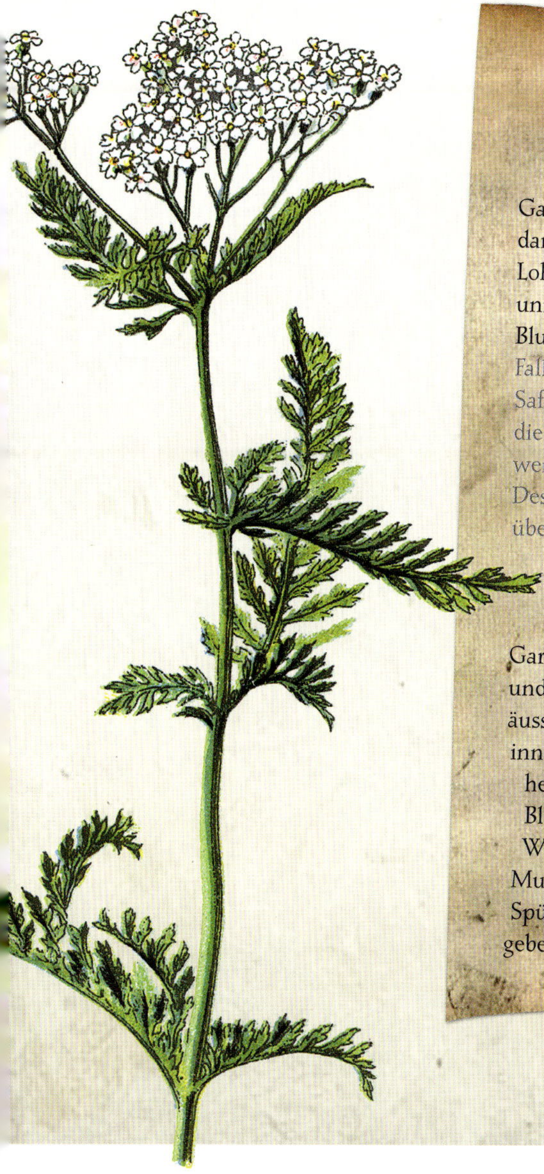

SCHAFGARBE

Nasenbluten/Blutfluss

Garbenkrautblätter gestossen/den Safft darvon ausgedruckt/und desse 4. oder 5. Loht getruncken auf einmal/stillet das unmäßige Nasenbluten und andere Blutfluß.

Falls man keine frische Schafgarbe als Saft zubereiten kann, ist es auch möglich die Schafgarbe in andere Weise anzuwenden: Als Tee, Tinktur, BlütenSeele, Destillat. Schafgarbe ist blutungsstillend überall im Körper.

Wunden innerlich wie äußerlich, Brüche, Bluterguß, übermäßige Menstruation, Würmer der Kinder

Garbenkrautwasser ist ein heilsamer und guter Wundtranck/nicht allein die äusserliche Wunden/sondern auch alle innerlich Versehrung und die Brüche zu heilen. Es treibet auch das gerunnen Blut/stillet den unmäßigen Blutfluß der Weiber/deßgleichen den weissen Mutterfluß/fürdert aus dem Leibe die Spülwürm 2 bis 3 Loth zu trincken geben.

Schlüsselblume

Primula veris
Himmelsschlüssel

Körperliche Anwendung, empfangen vom Pflanzengeist der Schlüsselblumes

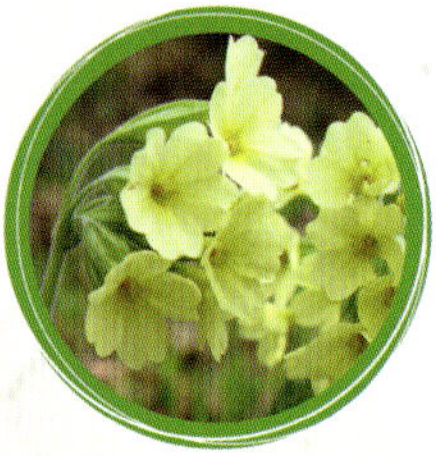

Meine Arznei ist erfrischend, entzündungshemmend, beruhigend und reinigend. Zur Nahrung wurde ich gar oft verwendet, als Salat, weil ich die Nerven stärke, den Schlaganfall verhindere und die Folgen davon lindere. Ich mache das Gehirn wieder jung und frisch. Ich bringe Ruhe und Leichtigkeit in euer Herz und stärke das unruhige schwache Herz. So beruhige ich Kreislaufprobleme und senke euren Blutdruck. Ich wirke deshalb auch gegen Ohnmacht, Schwindel, Kopfdruck. Darum nehme ich euch den Stress, der zur Unruhe führt in eurem Herzen, der Haut und im Kopf. Ich wirke auf allerlei Gebrechen des Körpers und bin wichtig für Alt und Jung. Meine Blätter lindern Wunden und hitzige Geschwüre. Ich lindere trockene, gerötete, eher heiß-warme Haut, ich unterstütze bei Schuppenflechte, Neurodermitis und Hautunreinheiten. Ich tonisiere dein Yin im Körper, im Herzen und in der Niere. Ich helfe bei Schilddrüsenüberfunktion und beruhige die nervösen Redseligen. Ich befeuchte alles Trockene in dir, die Gelenke, die trockene Lunge oder den trockenen Magen. Ich heile die Gicht und beruhige dich sehr.

Ich lindere Schläfenkopfschmerz, Magenkribbeln aus einer inneren Unruhe heraus, Herzklopfen, Angstschweiß an Händen und Füßen, Herzschwäche, Nervosität, Depressionen, Schlaflosigkeit, Schwindel, Tinnitus, Migräne, Kopfschmerzen, Hitzewallung, Bluthochdruck. Ich wirke unterstützend mit Frauenmantel bei Hämorrhoiden. Esst mich, wenn ich frisch aus der Erde kommend im Frühjahr erblühe, die Blüten, die Stängel, die Blätter; denn ich reinige eure Blutgefäße von Ablagerungen und Entzündungen. Euer Blut im Frühjahr zu reinigen tut euch gar wohl, weil ihr im Winter durch den Mangel an Frischluft und Bewegung und das zu viele Essen Schlacken abgelagert habt. Die Nieren rege ich dann an und entschlacke euch über den Urin.

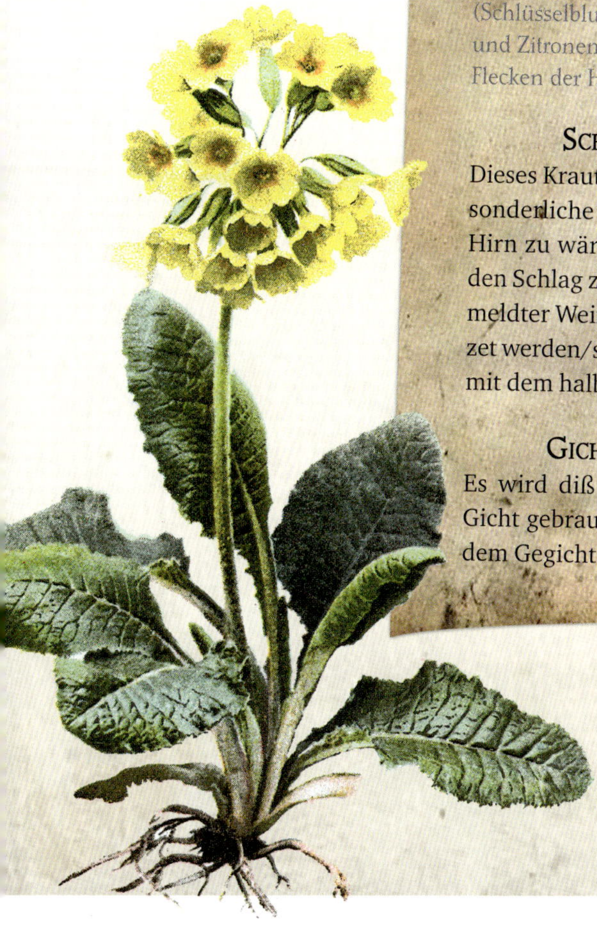

SCHLÜSSELBLUME

An etlichen Orten machen man aus den jungen Schößlingen der Blumen Salat und isset dieselige.

PICKEL, SOMMERSPROSSEN, MUTTERMALE

Es pflegen die Weibspersohnen an etlichen Orten die Blümlein abzupicken/beprengen sie mit Wein und brennen darnach ein Wasser daraus/ mit welchem Sie sich unter dem Angesicht waschen die Flecken und Sprencklein damit zu vertreiben, welche Wasser besser wird, wann man Limoniensafft darzu genommen wird. (Schlüsselblumentinktur, verdünnt mit Wasser und Zitronensaft, erhellt den Teint und vertreibt Flecken der Haut).

SCHLAGANFALL, LÄHMUNG

Dieses Kraut und Blumen gestossten/hat eine sonderliche Tugend das Haubt und erkaltete Hirn zu wärmen/trucknen und stärken/und den Schlag zu verhüten. Derotwegen auch bemeldter Wein wol von denjenigen mag genutzet werden/so sich des Schlags besorgen/oder mit dem halben Schlag sind angegriffen.

GICHT, SCHLÜSSELBLUMENÖL

Es wird diß Kraut auch äusserlich zu dem Gicht gebrauchet. Und wird diese Öl auch zu dem Gegicht gebrauchtet.

Schachtelhalm

Equisetum arvense

Zinnkraut

Körperliche Anwendung, empfangen vom Pflanzengeist des Schachtelhalms

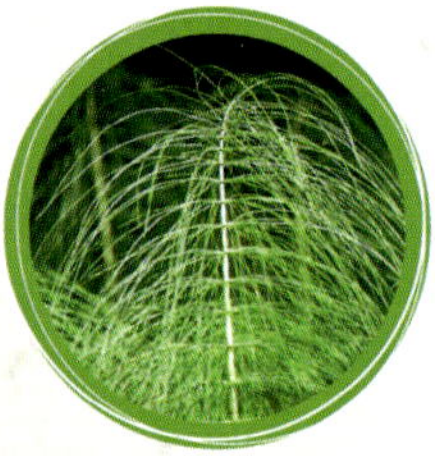

So höre, mein Kind, meine Energie füllt die Substanz, die Zellen auf, die das Gerüst geben, wie die Knochen, Zähne, Bandscheiben und Haare.

Ich bin der Nierenenergie ähnlich und bringe somit die Nieren wieder ins Gleichgewicht, bei zu viel Nierengrieß und auch bei zu wenig oder zu viel Wasserlassen.

Ich bin nicht ausgesprochen diuretisch, sondern kann Stauungen von Grieß und Verengungen und Verhärtungen der Niere wieder in Ordnung bringen.

Ich bin bitter und zusammenziehend und trocken.

Mich solltest du nicht zu häufig anwenden oder zu lange, aber ich bin sehr gut, wenn dir Mineralien im Körper fehlen, die deine Struktur erhalten, also bei Neigung zu Zahnausfällen, Bandscheibenabnutzung und Verschmälerung, Knochenabbau, Arthrose, Haarausfall,

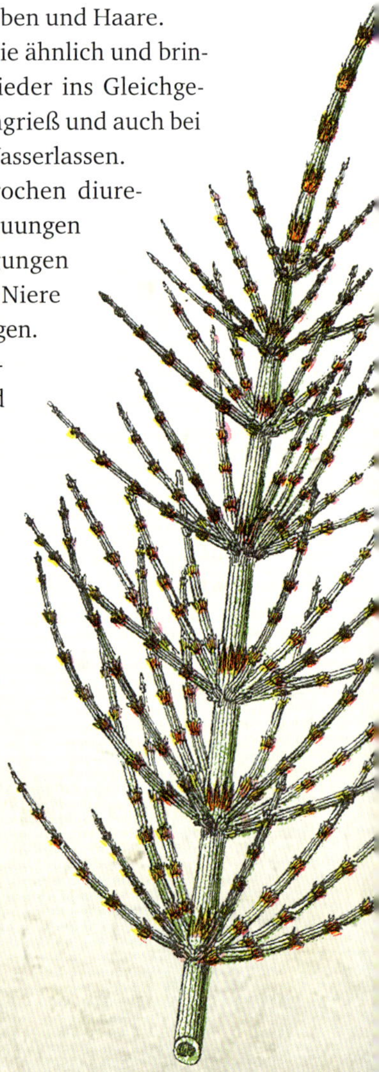

Osteoporose, Skoliose, Verkrümmungen der Wirbelsäule und der Knochen; ich bin hilfreich nach Knochenbrüchen.

Neben dem Aufbau und dem Begradigen der Knochen ist auch wichtig: Ich bringe dich in die aufrechte Haltung deiner Knochen, ziehe das Bindegewebe zusammen und festige es (Bindegewebsschwäche, Organvorfälle).

Ich helfe Wunden zu schließen, verenge Hämorrhoiden, stoppe Durchfall, kräftige das lockere Zahnfleisch und verschließe Aphten. Ich stoppe Blutungen.

Ich baue und regeneriere auch die Lunge, ihr bin ich auch verbunden und ähnlich, auch ihr gebe ich Struktur; das bedeutet, bei Verlust von Lungengewebe bin ich regenerativ und helfend.

SCHACHTELHALM

Hämorrhoiden, Darmvorfall

Schafftelheu ein gut Theil in Wasser gesotten/und ein Lendenbad (Sitzbad) darvon gemacht/ist gut wieder den Ausgang des Affters/darin gebadet/dann es behaltet denselben dünn.

Blasengries, Nierenstein, Blut im Urin, Blasenentzündung mit Urinstau

Schafftelheuwasser treibet und fürdert den Harn/treibet aus Grieß und den Lendenstein heilet die Verwundung und Geschwür derselben/und auch der Blasen alles Morgen und Abend jedemal 4. oder 5. Loth getruncken.

Hodenentzündung, Penisschwellung

Wider die Hodengeschwulst und die Geschwulst der Mannsruthen netze ein leinen Tuch in diesem Wasser und legs warm über die Klöß (Hoden Anm. der Autorin) oder binds um die Ruthen und tue das offt/es leget die Geschwulst gewiß.

Aphten, Zahnfleischbluten, Parodontose, Halsentzündung

Schafftelheuwasser heilet die Versehrungen und Löcher des Mundes/des Zahnfleischs und des Halses/den Mund und die geschädigten Orte . offtermals damit gewaschen und den Hals damit warm gegurgelt.

Spitzwegerich

Plantago lanceolata

Lungenblattl

Körperliche Anwendung, empfangen vom Pflanzengeist des Spitzwegerichs

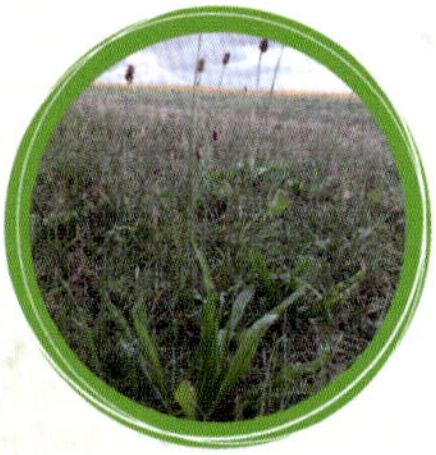

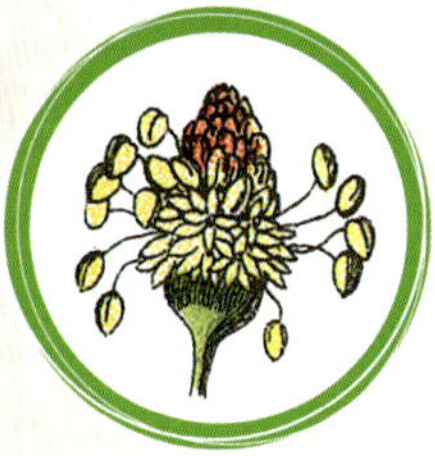

Sei es mein Bruder, der Breitwegerich, oder ich, der Spitzwegerich, wir sind uns sehr ähnlich. Ich bin zusammenziehend, kühlend und stark entzündungshemmend. Ich vertreibe das Gift aus euch, ich stoppe Blutungen und heile die Wunden. Sehr viele Kräuter heilen die Wunden, vertreiben die Gifte und Infektionen; ich bin ein sehr wichtiges davon. Denn ich reinige und heile die Verwundungen, die eitrigen, infizierten, stinkenden, verbrannten Geschwüre ganz vortrefflich in allerlei Weise der Anwendung: als frisch aufgelegte, zerstoßene Blätter, als Absud, als Saft, als Umschlag, zur Waschung. Ich heile innere wie auch äußere Verletzungen und Wunden, bilde frisches, neues Gewebe und vertreibe jeglichen Schmutz und Infektionen aus dem wunden Körper, seien es Viren, Pilze, Warzen, Bakterien, Gifte, Würmer, Parasiten. Ich bin sauer im Geschmack, ich löse und beruhige den Hustenreiz, indem ich den Schleim trockne. Für die Lungenschwachen bin ich ein guter Freund. So bin ich für euch wie ein Bade im Wasser, das euch reinigt von Schmutz. Ich stille den Blutfluss, sei es aus der Nase, den inneren Organen oder der Gebärmutter. Ich stoppe den Milchfluss der stillenden Frauen. Bei Feuchtigkeit und Schleim in der Lunge bin ich einzusetzen. Auch wirke ich adstringierend auf den Darm, stoppe Durchfall und vertreibe Infekte aus dem Darm. Ich verkleinere und heile Hämorrhoiden und Vorfälle des Darms. Ich kühle und adstringiere die Haut bei Rötung, Schwellung, Reizung der empfindlichen Haut, und kühle Gifte wie von Insekten in der Haut oder rötliche Schwellungen wie beispielsweise bei der Nesselsucht. So bin ich auch sehr hilfreich bei allergischen, juckenden Hauterkrankungen einzusetzen, als Umschlag und gleichzeitig mit einer inneren Einnahme. So heile ich nicht nur die Wunden der Haut, sondern auch der Mundhöhle, der Sinnesorgane wie Augen und Ohren und Nase und nehme ihnen die Entzündung und den Schmerz.

Ich senke das Fieber und die Hitze in dir. Ich heile innerlich Brüche und Vorfälle und stärke somit dein Bindegewebe.

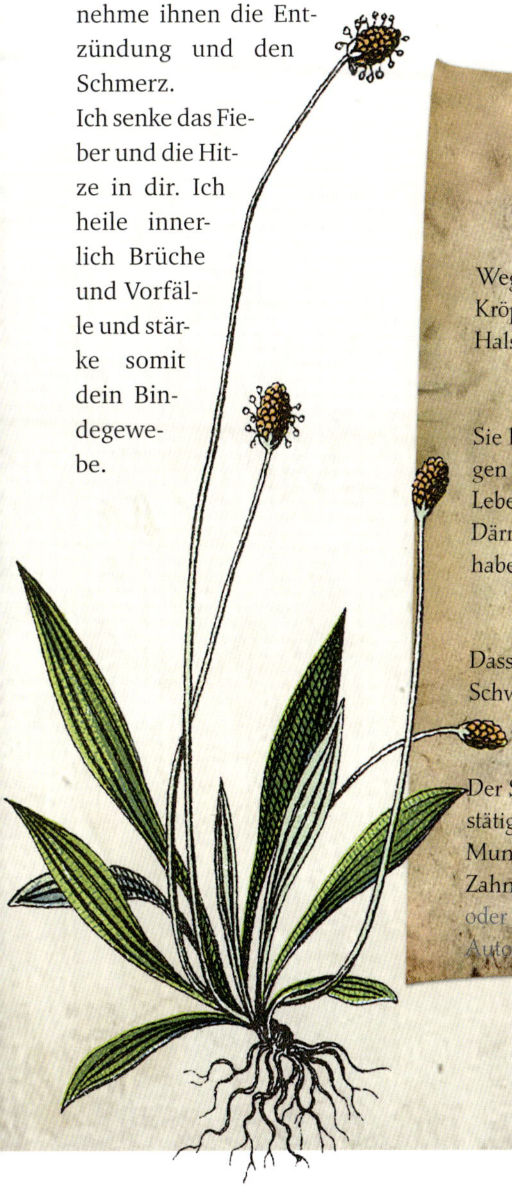

SPITZWEGERICH

Schilddrüsenknoten, Kropf

Wegerich mit Salz übergelegt/vertreibet die Kröpff/etliche hencken nur die Wurzel an den Hals wider diesen Gebresten.

Innerliche Wunden

Sie können auch zu allen innerlichen Versehrungen (Wunden) gebrauchet werden/es seye an der Leber/Lungen/Milz/Magen oder an den Därmen/dann sie ein sonderliche Eigenschafft haben/auch innerliche Wunden zu heilen.

Tuberkulose

Dass diß Kraut gut seye den Lungensüchtigen oder Schwindsüchtigen.

Zahnfleischbluten

Der Safft aus den Blättern gepresst/und den Mund stätigs darmit gewaschen/reinigt und heilet die Mundgeschwür, wehret dem Bluten der Zähn und Zahnfleisch. (Man kann auch mit einer Tinktur oder Tee aus Spitzwegerich spülen. Anm. der Autorin)

Thymian

Thymus

Römischer Quendel

Körperliche Anwendung, empfangen vom Pflanzengeist des Thymians

Ich bin von trockener und wärmender Natur. Ich bin der kleine Bruder oder die kleine Schwester von Rosmarin und diesem sehr ähnlich, nur bin ich sanfter in der Wirkung. Es kommt auf meine Zubereitung an. Ich selbst trockne sehr den Schleim in den Lungen, heile Wunden, reinige die Luft von schlechten, krankhaften Energien und entspanne deine Muskeln und Sehnen und mache dich schmerzfrei und gelenkiger. Auch bei Gelenkbeschwerden bin ich gut einzusetzen. Ich reinige vor allen Dingen die Gedärme und den Magen, bin dem Magen sehr dienlich bei Schmerzen und Brennen. Ein Büschlein von mir aufgehängt mit Rosmarin schützt das Haus vor Krankheiten und Übel. Ich bin ein heiterer Glücksbringer, und erfrische die Lunge und auch das Herz. Ich stärke das Herz bei unregelmäßigem Herzschlag und bei Herzschwäche, mit Rosmarin in Verbindung. Ich reguliere auch den Blutdruck mit Rosmarin und Lavendel und allerlei frischen wohlriechenden Kräutern. Der Blase helfe ich bei häufigem Wasserlassen und Brennen und wärme die Niere und die Blase. Den Unterleib wärme ich, genauso wie das Herz und die Lunge.

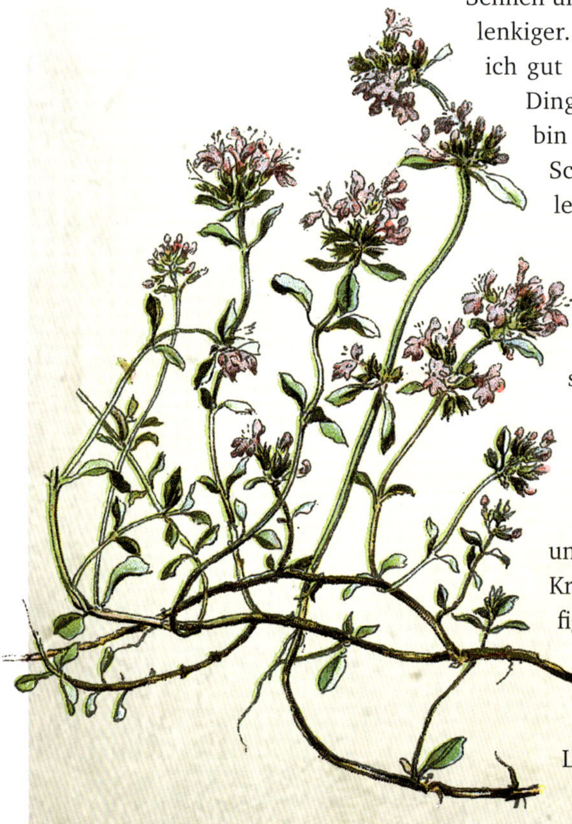

Ich rege die Haut zur Reinigung an, wenn du mich damit einölst, vermischt mit anderen Ölen, also die unreine oder schuppige oder sehr trockene Haut; auch fettige Haut reguliere ich, indem ich ihren Stoffwechsel anrege.

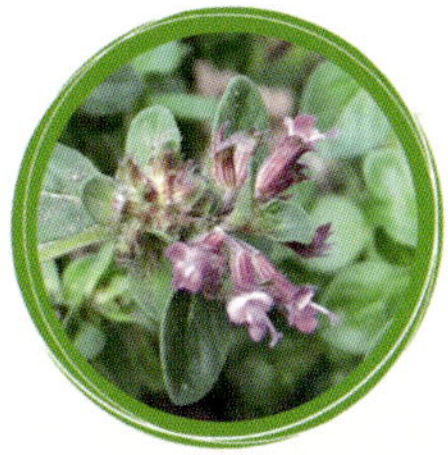

In Verbindung mit blähungswidrigen Kräutern reinige ich den Magen und den Darm von faulen Säften und gärenden Ablagerungen und Schlacken: mit Fenchel, Kardamom, Anis, Rosmarin, Engelwurz, Zitrone, bei Blähungen, Völlegefühl, häufigem Aufstoßen und Verstopfung.

Ich bin anregend, trocknend, wirke jedoch auch ausleitend. Ich bin wie ein Putzmittel im Körper: Die angegriffenen, trockenen Schleimhäute in deinem Körper, angefangen von der Nase bis hinab zum Darm und Vagina baue ich auf und regeneriere ich, in Verbindung mit anderen Mitteln wie Frauenmantel und Kamillenblüten.

So bin ich ein guter Vorbeuger gegen Infekte und Krankheiten.

Täglich ein paar Blätter von mir frisch gegessen stärken dich und erhalten dich gesund. So sei es.

THYMIAN

Schleim im Stuhl, Depression, Lustlosigkeit

Der Römische Quendel (Thymian) das schwarze melancholische Geblüt und den groben Schleim aus dem Leibe führe.

Husten, Bronchitis

Dieser Syrup (Sirup aus Thymian) ist sehr nutzlich/dann der kräfftiglichen wärmet und erhitziget/benimmt allen Husten und Gebrechen von Kälte verursachet/erwärmet den Magen (Appetitlosigkeit) und alle innerliche Glieder.

Gehirn stärkend

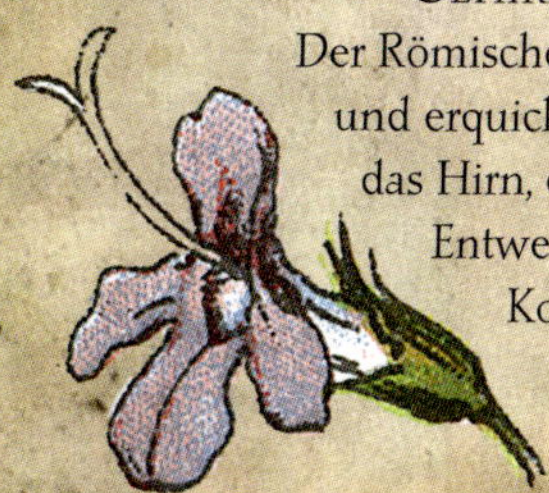

Der Römische Quendel stärcket und erquicket das Haupt und das Hirn, die Gebärmutter: Entweder stätigs in der Kost genutzet oder getruncken

Wegwarte

Cichorium Intybus
Sonnenbraut

Körperliche Anwendung, empfangen vom Pflanzengeist der Wegwarte

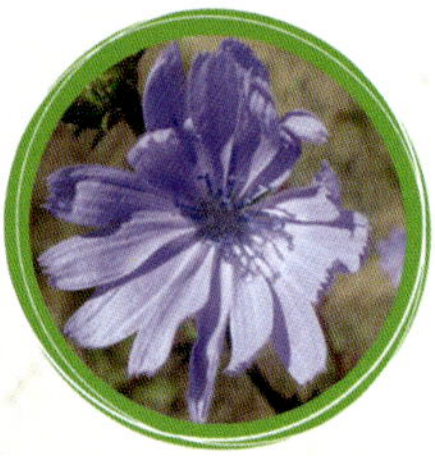

Nun, ihr Erdenwesen, ich bin eine wichtige Pflanze von der Wurzel bis hin zu der Blüte, von mir könnt ihr alles verwenden.
Ich bin kühlend im großen Grade und trocknend, zusammenziehend und Dunkles auflösend in euch.
Ich bin sehr gut zu kombinieren mit Pflanzen, welche in meiner Zeit blühen und vor allen Dingen in der Sonne stehen und nicht verwelken dabei.
Wir Sonne und Trockenheit liebenden Pflanzen helfen, die große Hitze in euch zu lindern.
Wir kühlen sie und bringen helles, bläuliches, kühlendes Licht.
So bin ich anzuwenden bei Hitze in den Eingeweiden, den Augen, den Blutgefäßen.
Das zeigt sich in Durchfall, Blutungen, schnellem Herzschlag, Brüchigkeit und Blutungen in den Gefäßen, wie Blutungsneigung bei alten Menschen oder andere Krankheiten, welche als Symptom eine Blutung haben.
So wende mich auch natürlich an bei Infekten, Parasiten, Giften, da ich diese aus dem Körper verbanne.
Ich erkenne das, was nicht in euren Körper gehört und löse es auf, dazu könnt ihr von der Wurzel bis zum Kraute alles verwenden und in kleinen Schlucken mit bitterem Geschmacke trinken.
Wenn ihr zu viel Magensaft und Schmerzen und Brennen habt, bin ich gut, auch wenn das von einem gestörten Gallenfluss her rührt. Wenn ihr Entzündungen im Magen-Darm-Bereich habt oder Parasiten darin, dann nehmet mich zur Hand.

Wenn eure Augen rot und heiß sind und juckend, dann nehmt mich in Verbindung mit anderen Augenkräutern.

Wenn eure Organe sich weiten wie bei Hämorrhoiden, Hernien beispielsweise, dann verwendet mich.

Sollte eure Nieren- und Blasenenergie brennen und entzündet sein, dann nehmt mich in Verbindung mit anderen Kräutern.

Ich bin gut bei vielem Schwitzen, vor allem im oberen Körperbereich wie am Kopf, mit Rötung, oder Brustschweiß bei Frauen in der Menopause und auch des Nachts, nach einem Infekt als Restzeichen, oder auch bei Nachtschweiß aufgrund einer inneren Unruhe.

Wenn ihr brechen müsst von einer Leberstörung her, wie von zu viel Alkohol oder Blutungen der Venen, einer Verstopfung der Leber durch Zirrhose oder Fettleber, nehmt mich in Verbindung mit anderen Kräutern.

Ich reinige auch eure Haut, welche rot, heiß, auch grindig, gelblich, krustig, nässend ist.

Denn ich treibe die dunklen Säfte aus euch.

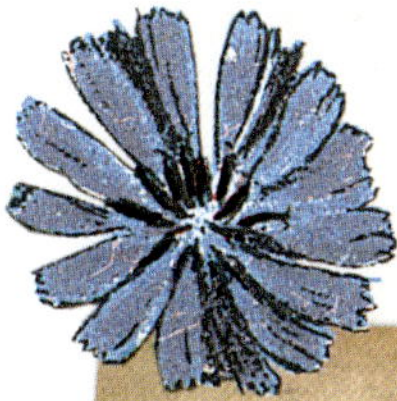

WEGWARTE

Hepatitis, Gelbsucht

Des ausgedruckten Wegwartensafft (ebenso gut ist ein Tee aus Wegwartenwurzel und Kraut oder ein Pulver der Wegwarte, Anmerk. Der Autorin) und etlich Tage nacheinander getruncken treibet gewaltiglich aus die Geelsucht/sonderlich aber ein Fieber darbei ist.

Hitzewallungen

Wieder die fliegende Hitzen: Nimm Wegwartenwurzeln und Kraut/eine Handvoll Wegerichkraut (Spitzwegerich oder Breitwegerich)/Bachmünz (Pfefferminze) spitz Salbeienkraut (Salbei) jedes ein halbe Handvoll. Seude diese Stück in einer Maß Wassers den dritten Theil ein/seihe es dann durch und trinck alle Morgen und Abend 1. Becherlein voll davon.

Fiebersenkend

Wegwartensafft (das gleiche bewirkt ein Teeauszug aus Wegwartenwurzel samt Kraut) jedesmal des Morgens nüchtern getruncken, vertreibet das tägliche Fieber in kurzer Zeit.

Das bedeutet, wenn ihr Vergiftungen und Belastungen haben solltet durch schlechtes Essen, Bakterien, Pilze, Viren, Parasiten, Alkohol, Medikamente, Gifte anderer Art wie Lacke, Metalle, Drogen oder auch schlechte Energien, welche nicht greifbar sind, so bin ich gut für euch. Ihr erkennt eure Vergiftung an dem eher dunklen Teint, vor allem um die Augen, ihr erkennt es daran, dass ihr eher einen gräulichen Teint habt.

Ich stille stark das Fieber und dazu nehmt ihr die Wurzel.

Ich bin keine giftige, aber trotzdem sehr wirksame Pflanze.

Verbindet mich mit anderen Pflanzen und gebt mir so die Wirkrichtung.

Ich ziele auf die Leber, das Herz, die Nieren.

Auch bei Kopfschmerz oder Nervenschmerzen, welche von einer Leberbelastung ausgehen, helfe ich sehr wohl.

Das kann viel Wut sein und dunkle angestaute Energien wie Hass, Schreck, Schock, Furcht, die auch eure Leber ansammelt.

Viel von eurer Ernährung belastet eure Leber, nicht nur, weil sie manchmal zu fett ist, sondern auch, weil sie Stoffe beinhaltet, die nicht in der Natur vorhanden sind, wie künstliche Zusatz- und Farbstoffe, und das will nicht vom Körper integriert werden; er tut es wohl, aber es ist, als ob ihr ein künstliches Gelenk in euren Körper einbaut; das muss der Körper anerkennen und integrieren, aber euer Essen ist ein stetiges Fordern an die Leber, die sich dann auch daran gewöhnt und dieses ablagert und verteilt im Körper.

Achtet auf eure Ernährung, denn das Verteilte, nicht Natürliche in eurem Körper wird dann ein Eigenleben

entwickeln und Krankheiten werden entstehen, deren Ursache ihr nicht versteht oder die euch neu sind.
Die Wegwarte ist auch sehr hilfreich bei Kindern, nach Impfungen einzusetzen in Verbindung mit der Schafgarbe, dem Dost oder der Pfefferminze, um die Gifte zu lindern.
Auch ist sie den Kindern hilfreich, welche zu aktiv und erregt sind und zu viel sprunghaftes, sehr emotionales Auftreten zeigen, wie Schreien, Toben, unruhiges Gebaren.
Ihr habt Namen für diese Erkrankung, welche zum Einen seelisch bedingt ist, aber auch eine Vergiftung des Nervensystems der Leber als Ursache hat, ausgehend von den unnatürlichen Giften welchen die Kinder ausgesetzt sind, von Strahlungen der Technik bis über Zusatzstoffe im Essen, von den Giften, durch Impfungen bis hin zu Giften in der Umwelt.
So reinigt solche Kinder von diesen Giften und gebt ihnen nicht noch mehr Gift in ihr System, indem ihr ihnen Medikamente verabreicht.

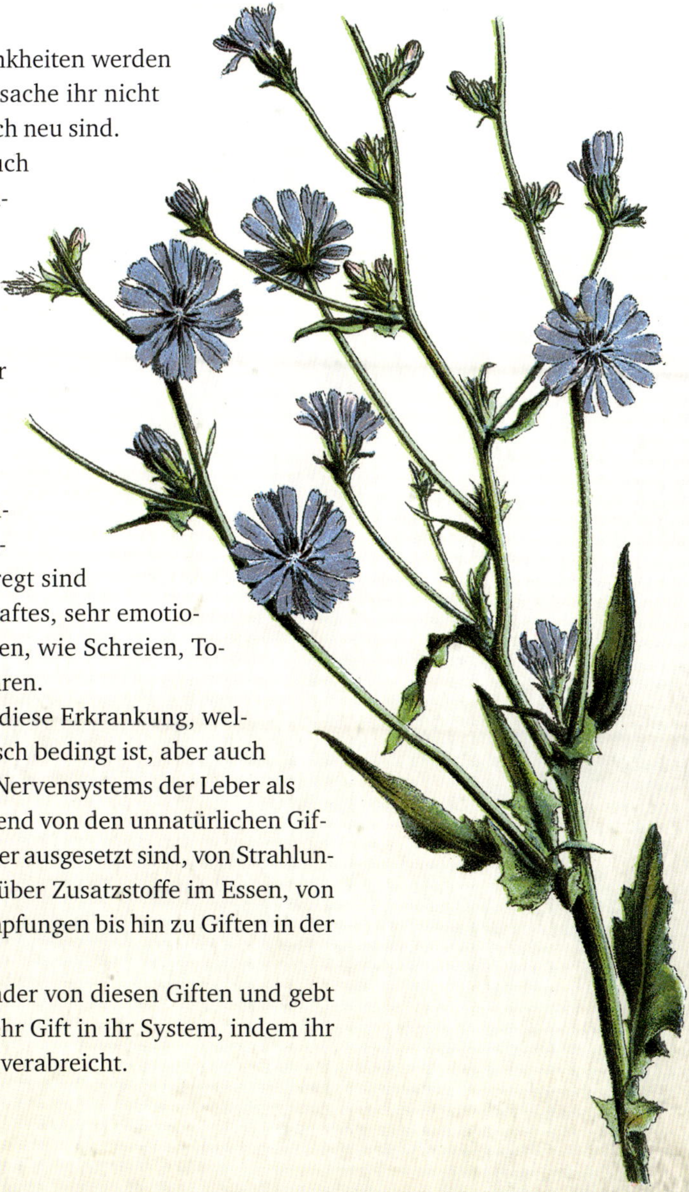

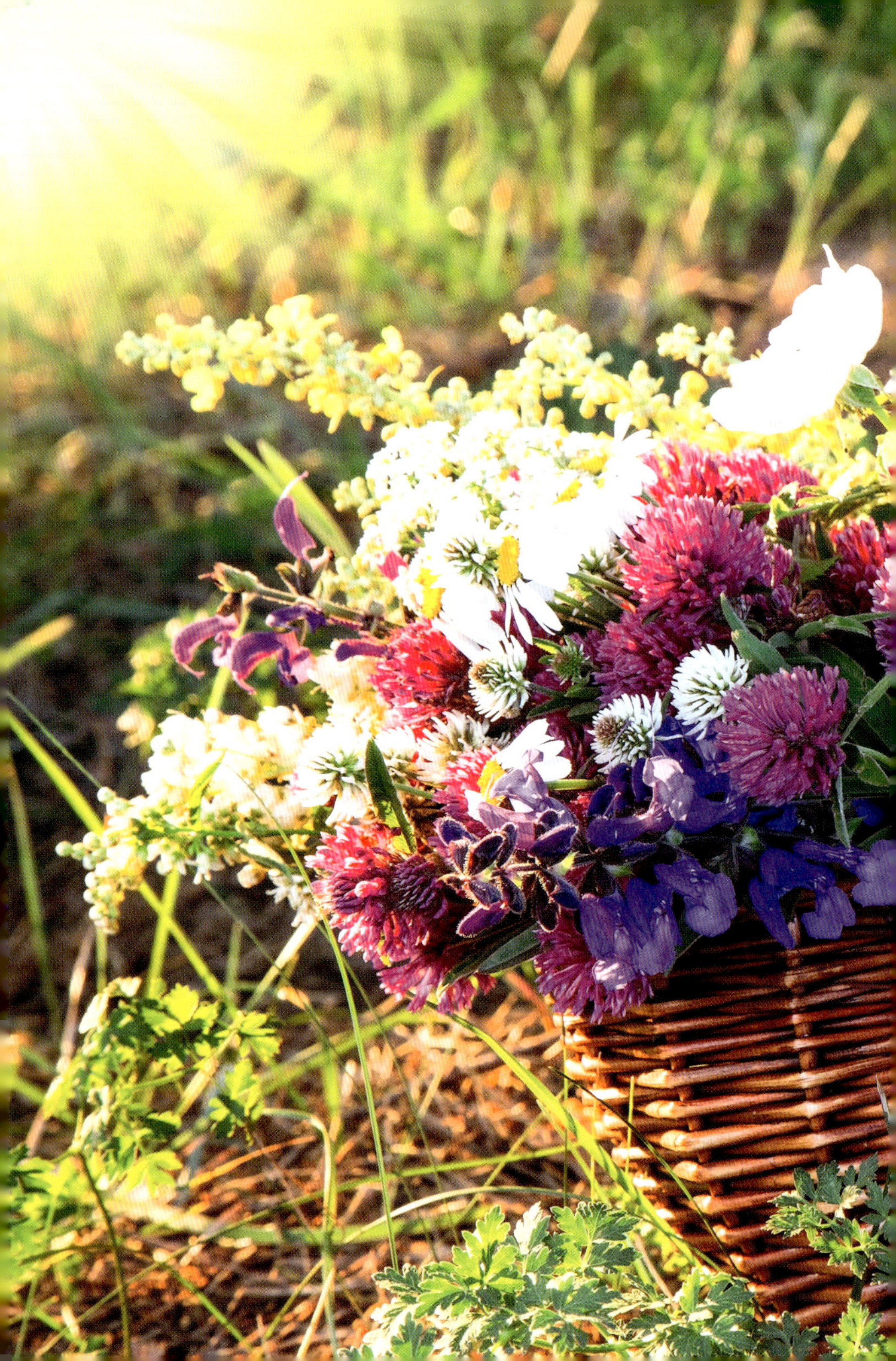

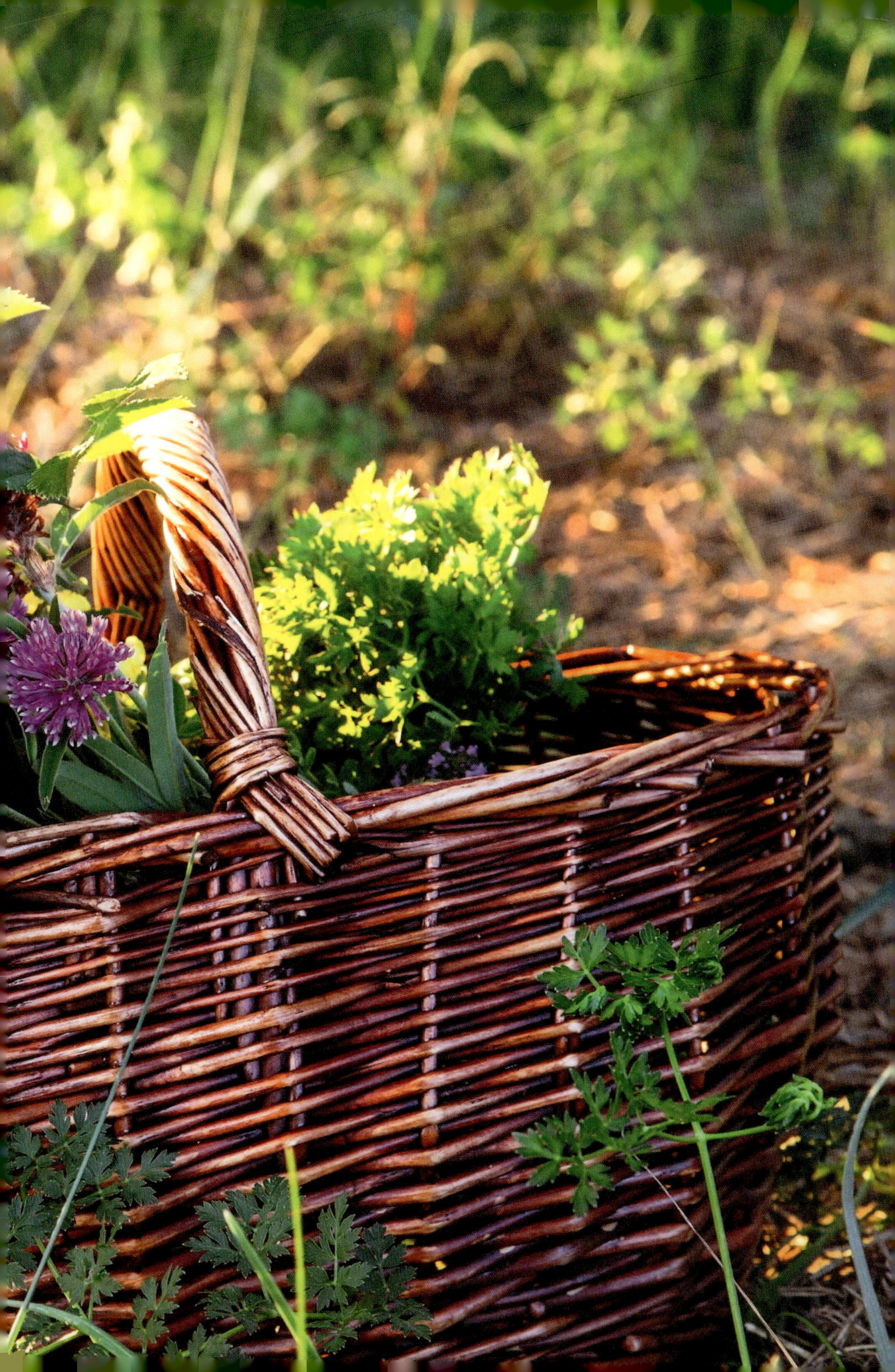

KRANKHEITEN

Ihre eigene Heilkräuter-Apotheke

Die Kräutermedizin ist, wie das Wort schon sagt, Medizin. Die aufgeführten Kräuter können Sie bedenkenlos anwenden, sie sind weder giftig noch schädlich. Je naturbelassener und frischer die Kräuter sind, desto intensiver die Wirkung. Verwenden Sie Heilkräuter aus ökologischem Anbau! Sie erkennen hochwertige Kräuter an der intensiven Farbe, am Geschmack und selbstverständlich an der Heilkraft.

Schenken Sie sich in Ihrem Garten eine Wiese Gesundheit! Schützen Sie Ihre Heimat! Pflanzen Sie selbst Heilkräuter an! Nichts ist leichter als das. Sogar der untalentierteste Gärnter kann Heilkräuter im Garten hegen. Diese wunderschönen Blumen sind zudem noch vollkommen uninteressant für Schnecken und schädlingsresistent. Sie sind eine wichtige Futterquelle für Bienen, Schmetterlinge, Vögel und Insekten. Sie holen sich mit Heilkräutern nicht nur Gesundheit für sich selbst in Ihr Heim, sondern geben all diesen Wildtieren auch Platz sich zu vermehren, was in unserer heutigen Zeit lebensnotwendig ist für uns Menschen. Heilkräuter benötigen auch sehr wenig Pflege. Denken Sie nur an eine natürliche Blumenwiese – der Gärtner der Natur ist die Natur selbst. Geben Sie den Kräutern mit der Zeit auch den Platz, an dem sie von alleine aufgehen. Denn sie erblühen da, wo sie die besten Bedingungen vorfinden. Jene Pflanzen sind voller Heilkraft. Lassen Sie die Natur die Architektur in Ihrem Garten mitbestimmen. Beobachten und lernen Sie von der Natur. In Ihrem Garten wächst auch oft das, was Ihrem Körper gut tut. Die Bodenbeschaffenheit, die Sonneneinstrahlung, die Einwirkugen des Wetters, die Erdstrahlen und Wasseradern: All diese Einflüsse sind energetischer Art, welche

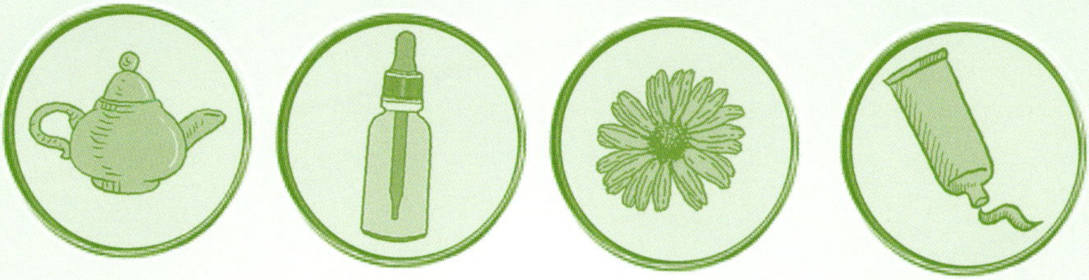

auch auf Sie wirken, weil Sie ja da wohnen. Heilkräuter transformieren diese Einflüsse und haben insbesondere dann genau dafür Heilwirkungen entwickelt. Beispielsweise fühlt sich die Königkerze pudelwohl im heißen, trockenen Klima, das bedeutet, die Pflanze hat alle Voraussetzungen in sich, um in Trockenheit perfekt zu gedeihen. Darum heilt sie genau das wiederum im Körper: Trockenheit. Die Brennnessel hingegen wächst gern auf Wasseradern oder in feuchten Gebieten. Und sie ist eine Meisterin im Umgang mit zu viel Wasser im menschlichen Körper. Also, jene Pflanzen, die prächtig in Ihrem Garten gedeihen, lassen auch Sie bei bester Gesundheit. Mit dem Selbstanbau schenken Sie der Natur ein gutes Stück Heilung. Sie nähren damit die Artenvielfalt der Wildtiere und auch unserer heimischen Natur. Stellen Sie sich vor, jeder Garten in Bayern hätte eine Kräuterecke, und seien es nur 4 qm. Diese geringe Fläche würde summiert den Naturschutz immens fördern und nebenbei hätten Sie ihre eigene gesunde und kostenlose Apotheke – jedes Jahr aufs Neue geschenkt.

Haben Sie die Kräuter studiert, können Sie sich selbst je nach Bedarf Ihren Tagestee mischen. Ich persönlich greife mir einfach mit den Fingern ein paar Kräuter, so dass ich ungefähr 2 bis 3 EL in einer Kanne Tee habe. In den Mischungen sind immer mehrere Kräuter mit ähnlichen Wirkungen zusammengefasst. Jedes Heilkraut hat mehrere Heilrichtungen, aber die Kombination mit ähnlichen Kräutern bestimmt die Wirkrichtung. Haben Sie zwischen 5 bis 15 verschiedene Kräuter zuhause, können Sie schon sehr viele Erkrankungen damit behandeln. Machen Sie die Natur zu Ihrem Freund und sie wird Ihr Freund sein.

Neigung zu Atemwegserkrankungen, Erkältungen; schwaches Immunsystem

Bleib-Gesund-Teemischung:

Holunderblüten	10
Lindenblüten	10
Brunnenkresse oder Wiesenschaumkraut	10
Lungenkraut	10
Huflattich	10
Brennnessel	10

Und frischer Ingwer, ein bis zwei Scheibchen. Sie können auch Honig in den Tee geben.

Eine vorbeugende Teemischung, sehr hilfreich bei einer Neigung zu grippalen Infekten, Schnupfen, Husten, Stirnhöhlenentzündung, vor allen Dingen bei Kälte. Kälteempfindlichkeit am Hals, Nacken und am Kopf ist vorhanden, Abneigung gegen Wind.
Symptome können sein: Husten, Schnupfen, Nebenhöhlen- oder Stirnhöhlenentzündung, Halsschmerzen, Bronchitis.

Akute Erkältung mit Gliederschmerzen, Kopfschmerz, wässrigem Schnupfen, eher wässrigem Husten, kein Schwitzen, mehr Frösteln als Hitzegefühle, Fieber

Es müssen nicht alle Symptome vorhanden sein, aber das Überwiegen eines Kältegefühls gegenüber Hitzegefühlen und Schwitzen sollte vorhanden sein.
Dieser Tee bringt zum Schwitzen, nimmt Kopf- und Gliederschmerzen, ist fiebersenkend, vertreibt die Erkältung, heilt die Lunge.

Mädesüß	15
Holunderblüten	15
Lindenblüten	10
Brennnessel	10
Kamille	15
Lungenkraut	10
Thymian	10
Spitzwegerich	10
Wiesenschaumkraut oder Brunnenkresse	10

ANWENDUNG:

Legen Sie sich ins Bett oder auf die Couch, decken Sie sich zu, so dass Sie leicht ins Schwitzen kommen, und trinken Sie schluckweise den Tee so heiß wie möglich. Sie können sich auch in den Nacken oder an die Füße eine Wärmflasche legen, so dass es Ihnen warm wird. Das verstärkt die Wirkung. Sie müssen nicht am ganzen Körper schwitzen, es reicht, wenn die Brust oder der Nacken leicht schwitzen.

3–5 Tassen täglich warm und schluckweise trinken.

Bei zu starkem Schwitzen dem Tee noch einen guten Schuss Zitronensaft hinzufügen. Das verhindert einen zu großen Verlust von Flüssigkeiten; und eventuell die Holunderblüten und Lindenblüten reduzieren.

Durch die Erhöhung der Temperatur wird künstlich leichtes Fieber erzeugt, das die Viren oder Bakterien abtötet.

In der Traditionellen Chinesischen Medizin (TCM) sagt man, dass die Abwehrenergie gestärkt wird und die Erkältung geheilt wird, indem man das Außen des Körpers (die Haut) erwärmt und die Kälte aus den Poren der Haut getrieben wird. Uns ist bekannt, dass sich viele Menschen eine Erkältung einfangen, wenn sie einen Windzug erwischen, kalte Füße haben, keine Mütze auf dem Kopf oder nasse Haare. Auch die kalte Klimaanlage im Auto oder in Gebäuden kann zu einer Erkältung führen, obwohl es draußen sehr heiß ist.

Laut der TCM gibt es Eintrittstore im Körper des Menschen für die Energien, wie Wind, Kälte, Hitze, Feuchtigkeit und Trockenheit. Anfällige Öffnungen für die Kälte wären der Nacken, die Haare, die Haut, der Magen und die Blase. Wie man weiß, hat Kälte einen zusammenziehenden Effekt und die Energie im Körper kann dadurch nicht mehr frei fließen. Fließt die Energie nicht mehr frei, kommt es zur Mangelversorgung an manchen Stellen.

Es wurde festgestellt, dass kalte Füße auch zu einer Minderdurchblutung der Nasenschleimhäute führen und zu einer Herabsetzung von deren Temperatur. Was nicht richtig durchblutet ist, ist nicht warm genug, hat einen Mangel an Abwehrzellen und ist anfällig für Infekte.
Somit sollte die Ursache von kalten Füßen beispielsweise auch behoben werden, wenn man weniger Infekte haben will.
Diese Ursachen können mannigfaltig sein, wie Ängste, Rauchen, zu wenig Bewegung, zu viel Sitzen, zu viel Stress, Anämie, niedriger Blutdruck, Blockaden im Lendenwirbelbereich u.v.a.

Lunge, Bronchien, Nase und die Psyche

Aus meiner Praxiserfahrung weiß ich, dass Menschen mit häufigen Stirnhöhlenentzündungen und Schnupfen sehr oft eine Überbetonung ihrer Vernunft und des Verstandes gegenüber ihrer Intuition haben. Das dritte Auge, der Punkt zwischen den Augen, ist zuständig für die Intuition, das innere Sehen oder die Eingebung. Zudem ist dieser Punkt auch ein Zentrum, um die Stirn und den Nasenbereich und das Gesicht mit Energie zu versorgen. Menschen, welche mehr der Vernunft als ihrem inneren Gefühl folgen, haben oft eine Schwäche in diesem Körperbereich und können auch zu häufigen Erkältungen neigen. Demzufolge würde es solchen Menschen gut tun, mehr nach ihrem Gefühl zu handeln und dies auch auszudrücken.

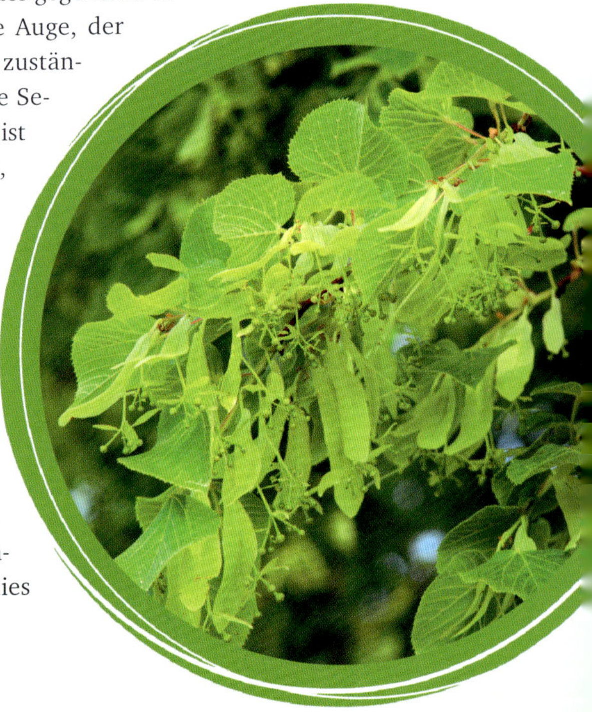

Rezept nach einer Grippe, wenn diese noch latent vorhanden ist

Schlüsselblumen	20
Holunderblüte	10
Kamille	10
Huflattich	20
Lindenblüten	10
Dost	10
Pfefferminze	10

Eine Erkältung, welche falsch therapiert worden ist, kann noch im Körper mit folgenden Symptomen verweilen:

Schnelles Halsweh bei Kälte, geschwollener Halslymphknoten nach grippalem Infekt, eventuell Nachtschweiß, rasche körperliche Erschöpfung, Atembeschwerden bei Anstrengung.

Akute Erkältung mit trockenem Husten, trockener Nase, verstopfter Nase sowie Stirn- und Nebenhöhlen, wenig zäher trockener, gelblich-grünlicher bis blutiger Schleim, mehr Wärmegefühl als Kälte, Fieber, Kopfschmerz, rote Lippen, Durst, Schwitzen

Dieser Infekt kommt von einer Hitze, bei uns ist es oft die trockene Heizungsluft. Die Hitze und Trockenheitsgefühle dominieren gegenüber dem Kältegefühl im Körper. Es ist wichtig, zu unterscheiden, ob der Infekt eher von Kälte oder von Hitze kommt. Virale Infekte sind laut der TCM Kälteinfekte, bakterielle Infekte zeigen sich häufig mit Hitzesymptomen.

Auch in diesem Fall ist es nicht zwingend notwendig, all die oben genannten Symptome zu haben, aber ausschlaggebend zur Differenzierung gegenüber einer Kälte im Körper ist die Trockenheit der Schleimhäute, das Verlangen nach Frischluft, Besserung bei Kühle, Verschlimmerung durch Trockenheit. Sehr häufig

Schlüsselblume	*15*
Kamille	*15*
Pfefferminze	*10*
Königskerzenblüten	*10*
Rosenmalve, Eibisch	*10*
Schafgarbe	*10*
Dost	*10*
Spitzwegerich	*10*
Wegwarte	*15*

kommt es am Ende des Winters zu solchen Infekten, weil wir zu lange in der trockenen Heizungsluft gewesen sind.

Trinken sie von dieser Teemischung 3 bis 5 Tassen täglich, erholen Sie sich, geben Sie Ihrem Körper die notwendige Ruhe, um zu gesunden.
Tigerbalsam, unter die Nase oder auf den Nacken gerieben, macht die Nase frei.

Äußere Anwendungen

Dufte Luft zum Gesundbleiben:

Regelmäßig ätherische Öle im Winter verdampfen zu lassen, stärkt immens das Immunsystem. Die Duftstoffe erreichen über die Atmung direkt die Schwachstellen wie Nase und Lunge. Sie desinfizieren die Luft und erheben auch die Laune, sie wirken zudem antiseptisch.
Eine einfache Methode ist es, einfach ein Stück Papiertaschentuch mit ein paar Tropfen eines Öles Ihrer Wahl zu tränken und auf den Heizkörper zu legen. Bei Bedarf immer wieder mal nachtropfen. Oder Sie lassen es verdampfen mit einem geeigneten Gerät, so sorgen Sie auch gleichzeitig für ein Befeuchten der zu trockenen Heizungsluft in den winterlichen Räumen.
Es gibt viele ätherische Öle, welche die Atemwege befreien und antiseptisch wirken. Hier nur ein paar davon:

Thymian	**Rosmarin**
Zitrone	**alle Gehölze wie Fichtennadel**
Eukalyptus	**Wacholder**
Zypresse	

Einreibungen der Brust und des oberen Rückens mit Salben, welche speziell die Lunge stärken. Achten Sie bei allen Präparaten auf biologische und natürliche, reine Qualität.

Ab ins heiße Nass

Ein Bad mit einem Körperöl, in welchem Sie selbst ein paar Tropfen des ätherischen Öls Ihrer Wahl hinzugeben, wie beispielsweise Eukalyptus oder Thymian, Fichtennadel oder Rosmarin, oder mehrere vermischt, kurbelt auch Ihr inneres Immunsystem an und lässt Sie schneller gesunden. Legen Sie sich eine Viertelstunde in ein heißes Vollbad, geben Sie ein paar Tropfen der ätherischen Öle in einen Teelöffel oder ein Schnapsglas von einem Basisöl, damit diese sich besser vermischen, rein ins einlaufende heiße Badewasser, abtauchen, einatmen. Gut wäre es, sich nach dem Abtrocknen gleich ins Bett zu legen, damit die Öle noch nachwirken können. Geben Sie sich Zeit zu heilen.

Tinktur:

All die Kräuter können Sie natürlich auch in Tinkturform einnehmen. Dazu nehmen Sie 3 mal täglich 20 Tropfen von der jeweiligen Tinktur

Die BlütenSeele® Schutz und Reinigung anzuwenden (10 Tropfen in die Kanne Tee geben und über den Tag verteilt trinken) hilft bei allen Infekten.

Außerdem könnten Sie sich das **Spray Schutz und Reinigung** als Antiseptikum in den Mund sprühen und in die Aura geben, was die Heilung immens beschleunigt oder es erst gar nicht zum Ausbruch des Infektes kommen lässt.

Fieber senkend

Diese Mischung können Sie anwenden bei Fieber, wenn Sie keine anderen Symptome zusätzlich haben.

Wegwarte Wurzel	*20*
Mädesüß	*10*
Holunder	*10*
Kamille	*10*

Die Wegwarte erst 5 bis 10 Minuten auf kleiner Flamme köcheln lassen, dann erst fügen Sie die anderen Kräuter hinzu und lassen den Sud nochmals 5 Minuten ziehen.

ALLERGIEN IM NASEN-, LUNGEN- UND AUGENBEREICH

Allergien und die Psyche

Allergien sind auf der psychischen Ebene sehr häufig ein Zeichen von einer Fülle, einem Übermaß an Einflüssen, die man nicht mehr verarbeiten kann. Der Körper reagiert auf ganz natürliche Stoffe wie Pollen, als ob es Fremdstoffe wären und versucht, sie abzuwehren. Das zeigt, dass der Körper schon voll ist von Einflüssen, die er erst einmal verdauen muss. Auf der seelischen Ebene sollten Menschen mit Allergien mehr auf ihre Grenzen achten; wo wird ihnen etwas zu viel, was ist ihnen zu viel, wogegen sollten sie sich verbal zur Wehr setzen? Sehr oft setzen sie sich selbst unter Druck und Stress, etwas auszuhalten. Die Nase hat eine direkte Verbindung zur Umwelt. Wo sollten sie Nein sagen und ihre eigenen Wünsche ausdrücken? Menschen mit einer Schwäche im Nasen- und Lungenbereich sind oft sehr feinfühlige Menschen, welche diese Sensibilität aber nicht zum Ausdruck bringen und somit eher misstrauisch, schüchtern und verhalten sind. Das innere Gefühlsleben entspricht nicht immer dem äußeren Gebaren. Sie sind nett, freundlich und tragen manchmal eine Art Maske. Die Emotionen liegen ihnen nicht unbedingt auf der Zunge.

Allergie auf Tierhaare mit Hitzegefühlen im Kopf und roten Augen, juckenden Augen, erschwerter Atmung

Schafgarbe	20
Pfefferminze	20
Wiesenschaumkraut	10
Wegwartenwurzel	15
Löwenzahn	15

Trinken Sie davon 3 Tassen täglich, 2 bis 4 Wochen.

Allergie auf Tierhaare mit Asthma mit Schleim, Auswurf, Schnupfen, laufender Nase

Thymian	*10*
Brunnenkresse	*5*
Huflattich	*10*
Fenchel	*10*
Echtes Labkraut	*10*
Brennnessel	*10*

Allergisches Asthma auf Pollen, Gräser, Nahrungsmittel

Thymian	*15*
Rosmarin	*15*
Wiesenschaumkraut	*15*
Huflattich	*20*
Lungenkraut	*15*

Heuschnupfen, laufende Nase, Schwellung der Nasenschleimhaut

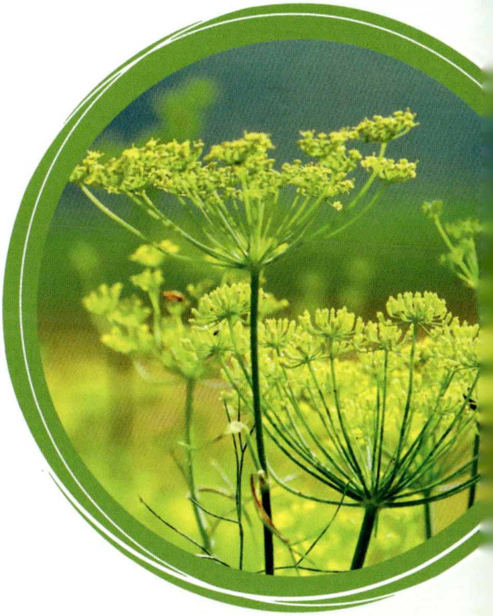

Lungenkraut	*20*
Huflattich	*20*
Holunder	*15*
Wiesenschaumkraut	*15*

Heuschnupfen, laufende Nase, Schwellung der Nasenschleimhaut mit roten, juckenden Augen

Lungenkraut	*20*
Huflattich	*20*
Holunder	*15*
Wiesenschaumkraut	*15*
Pfefferminze	*20*
Schafgarbe	*20*

Ein Spray für alle Fälle:

Das Schutz- & Reinigungsspray der BlütenSeelen® erweist sich als sehr abschwellend bei Allergien. Einfach in den Rachen sprühen oder das Gesicht damit benetzen. Manche sprühen es bei Lebensmittelallergien auch vor der Mahlzeit in den Rachen.

CHRONISCHE LUNGEN- UND BRONCHIENERKRANKUNGEN

Lungen- und Bronchienerkrankungen und die Psyche

Chronische und wiederkehrende Lungenerkrankungen weisen im seelischen Bereich auf eine unbewusste, tiefe, verborgene Trauer hin, die schon vor Jahren entstanden ist. Das kann ein Verlust eines Menschen sein oder ein nicht erfüllter Lebenstraum. Sehr wichtig wäre es also, auch den emotionalen Hintergrund davon zu heilen, ihn aufzudecken und loszulassen. Das Leben wieder unter die eigene Regie stellen und seine Träume leben, nicht die Träume des Elternhauses.

Chronisch verstopfte Nase

Wiesenschaumkraut	*15*
Brunnenkresse	*10*
Huflattich	*20*
Lungenkraut	*20*

Tuberkulose, Verlust von Lungengewebe, sehr schwache Lunge

Königskerzenblüten	20
Schachtelhalm	20
Lungenkraut	20
Dost	20

Chronische Bronchitis, Emphysem

Königskerzenblüten	20
Kamille	20
Spitzwegerich	20
Holunderblüten	10
Huflattich	20

Die **BlütenSeele® Huflattich** auf die Brust und den Nasenrücken eingerieben, ein paar Tropfen täglich, verhilft wieder zu Frohsinn, vertreibt alte unterdrückte Trauer, gibt Mut, den eigenen Lebenstraum zu leben und Trauer sowie tief verschüttete Verletzungen loszulassen.

Trockenheit der Augen

Löwenzahn Kraut und Wurzel	*15*
Kamille	*15*
Schafgarbe	*10*
Wegwarte	*10*
Frauenmantel	*15*

Die Trockenheit der Augen, kann verschiedene Ursachen haben wie: Überanstrengung, zu langes Sitzen am Bildschirm, Blutarmut. Diese muss nicht unbedingt in den Blutwerten erkennbar sein. Sie kann entstehen durch mangelhafte Ernährung, starke Blutungen, Medikamenten, Schwäche des Hormonsystems, Überarbeitung, Schlafmangel und Stress. Diese Mischung stärkt und bildet das Blut und ernährt die Augen .

Juckende, rote, gelblich verklebte Augen

Pfefferminze	*20*
Schafgarbe	*15*
Wegwarte	*20*
Löwenzahn	*20*

Nachlassende Sehkraft

Löwenzahn, Kraut und Wurzel	*20*
Frauenmantel	*20*

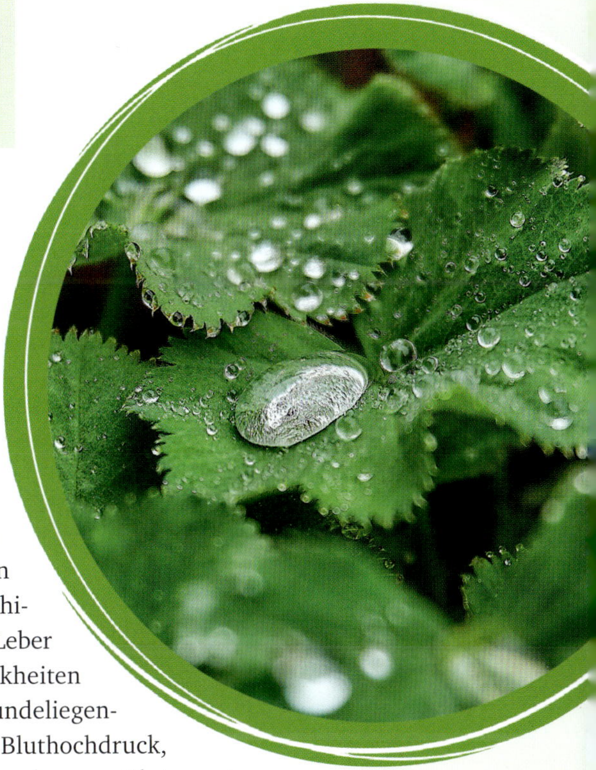

Eine Schwäche der Augen hat mehrere mögliche Ursachen, die natürlich auch in die Behandlung miteinbezogen werden sollten. Hierzu gilt es, dies von einem Heilkundigen abklären zu lassen. Meistens ist es eine Unterversorgung der Augen, entweder durch einen Mangel oder durch eine Blockierung des Energieflusses zu den Augen und dem Gehirn. Die Augen sind laut der TCM (Traditionellen Chinesischen Medizin) der Spiegel der Leber und das Tor zur Seele. Augenkrankheiten sind oft nur Symptome einer zugrundeliegenden Erkrankung wie beispielsweise Bluthochdruck, Diabetes, Arteriosklerose, Lebererkrankungen, Blutarmut, Nackenverspannungen und Haltungsschäden der Wirbelsäule.
Die nachlassende Sehkraft im Alter hat meistens mit einer geschwächten Leberenergie zu tun und mit einer Verspannung im Nacken. Deshalb ist es zusätzlich zu der inneren Stärkung der Leber auch hilfreich, sich den Rücken und Nacken wieder geraderichten zu lassen.

Gelenkschmerzen mit Arthrose

Arthrose entsteht durch eine Fehlbelastung oder Überbelastung des Gelenks. Sie ist nicht zwingendermaßen eine Alterserscheinung und kann sich auch wieder bessern. Die Überbelastung kann entstehen durch chronische Verspannungen, Fehlhaltungen des Körpers, übermäßigen Sport, übermäßige einseitige Bewegung und Belastung der Knochen, Unfälle. Wichtig ist auch in diesem Fall, die Gründe aufzudecken. Sehr oft entsteht beispielsweise die Kniearthrose durch eine Fehlhaltung im unteren Rücken. Deshalb sollte der ganze Körper miteinbezogen werden.

Frauenmantel	*20*
Pfefferminze	*10*
Mädesüß	*20*
Löwenzahn	*20*
Schlüsselblume	*20*

Zusätzlich nehmen Sie Frauenmantel und auch Löwenzahntinktur ein, 2 Mal täglich 20 Tropfen.

Gelenkschmerzen, verschlimmert durch Kälte; Schwellung der Gelenke

Holunder	*20*
Birkenblätter	*15*
Brennnessel	*20*
Mädesüß	*15*
Echtes Labkraut	*10*
Löwenzahn	*10*
Beifuß	*5*
Angelikawurzel	*20*
Rosmarin	*20*

Reiben Sie Ihre Gelenke mit folgenden Tinkturen ein:

Brennnessel, Echtes Labkraut, Angelikawurzel.

Gelenkschmerzen, Rötung, Hitze im Gelenk, Bewegung verschlimmert die Schmerzen, Hitze verschlimmert, Entzündung im Gelenk

Schlüsselblume	20
Mädesüß	20
Dost	15
Pfefferminze	15
Holunder	20

Zusätzlich reiben Sie Ihre Gelenke mit folgenden Tinkturen ein oder machen Sie sich einen Verband getränkt mit diesen Kräutern:

- Schafgarbe
- Schlüsselblume
- Frauenmantel

Gicht

Angelikawurzel	20
Löwenzahn	20
Holunderblüten	15
Birkenblätter	15
Pfefferminze	10
Rosmarin	15
Beifuß	5

Gicht ist eine Erkrankung, die sehr stark von einer fleischlastigen Ernährung verursacht wird. Eine Umstellung auf eine leichtere Kost sowie eine Fastenkur mit Wasser und Säften tun dem Körper gut.

Rheumatische Erkrankungen entstehen durch vermehrte Abfallstoffe im Blut, welche sich an den Schnittstellen im Körper wie den Gelenken leicht ablagern. Die Gelenke sind wie eine Art Verengung in einem Flusslauf, an dem sich Abfallstoffe leichter absetzen können. Entzündliche Ablagerungen in Gelenken wie bei Gicht oder Rheuma sprechen sehr gut auf eine Fastenkur oder eine Umstellung der Ernährung an. Ein frisches, reines, gesundes Blut ist sehr wichtig, um Rheuma mit Schwellung, Gelenkdeformierungen und auch Gicht vorzubeugen.

Chronisches Rheuma und die Psyche

Auf der psychischen Ebene beobachte ich in der Praxis bei schmerzhaften entzündlichen Prozessen meist eine autoaggressive Haltung, eine Unterdrückung des eigenen Lebensflusses, der eigenen Emotionen. Ebenso neigen diese Patienten dazu, ihre eigenen Bedürfnisse zu unterdrücken. Diese unterdrückten Wünsche führen zu Wut und Aggression, welche zu einer Veränderung des Milieus im Blut führen. Oftmals sehe ich dann mit meinem inneren Auge kleinste Mikroorganismen im Blut, wie Autoimmunkörperchen, mit einer Art stacheligen Igelform, die Entzündungen hervorrufen und Schmerzen verursachen. Meistens tragen die Patienten diese Unzufriedenheit schon längere Zeit in sich. Die seelische Belastung muss schon länger bestehen, bevor es zur chronischen Arthritis kommt. Sehr oft sind die eigenen Lebenswünsche hinten angestellt zugunsten eines Partners oder Familienmitglieds. Eine Unterdrückung der eigenen Wahrheit kann zu solch einer Autoaggression führen und zur Entzündung in den Gelenken. Die äußeren Umstände machen einen dann im wahrsten Sinn des Wortes bewegungsunfähig.

Knochenstärkend, Osteoporose, Skoliose, schwache Knochen, Knorpelregeneration

Frauenmantel	*20*
Schachtelhalm	*15*
Huflattich	*20*

Zusätzlich sollte der Mineralienhaushalt überprüft werden. Brüchige Knochen entstehen bei einem Mangel an Mineralien. Der Körper ist eventuell unterversorgt, sei es durch Überforderung, Alkoholmissbrauch, mangelhafte, ungesunde Ernährung oder zu starkes Rauchen, Drogen, Medikamente. Die Ursache hierfür muss wie bei anderen Krankheiten auch behoben werden.
Diese Kräuter stärken den Mineralienhaushalt und den Hormonhaushalt.

Ischias, Hexenschuss, Verspannungen der Muskulatur

Johanniskraut	*20*
Mädesüß	*20*
Kamille	*20*

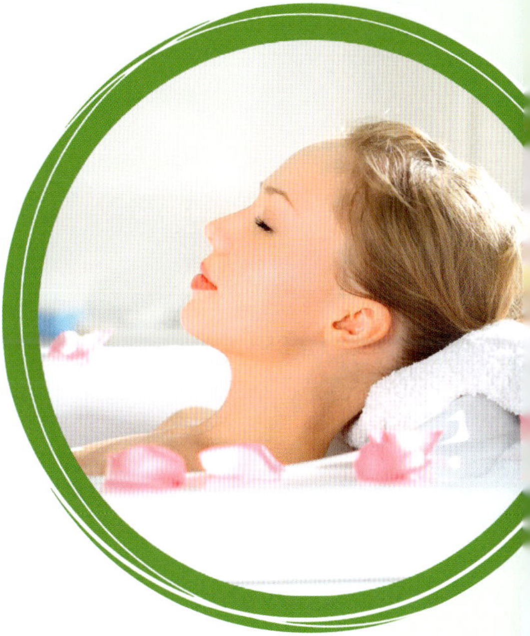

Den Schmerz wegmassieren:
Entspannungsöl

Johanniskrautöl vermischt mit rein natürlichen ätherischen Ölen	*100 ml*
Rosmarin	*10 Tr.*
Eukalyptus	*10 Tr.*
Lavendel	*10 Tr.*
Pfefferminze	*10 Tr.*
Zimt	*5 Tr.*

Zudem können Sie sich ein entspannendes heißes Bad machen, versehen mit solch einem Schmerzöl. Bleiben Sie in dem Bad für 10 bis 15 Minuten und trocknen Sie sich nur leicht ab, so dass das Öl noch in Ihre Haut einwirken kann, wenn Sie anschließend ruhen.
Es gibt natürlich noch weitaus mehr entspannende, wohlriechende, ätherische Öle, welche Sie in Ihr Badewasser geben können, wie Sandelholz, Melisse, Rosendüfte. Als Basis zur Schmerzlinderung eignen sich oben genannte Öle sehr gut. Zudem sind diese nicht so kostspielig.
Wärme entspannt die Muskulatur, Schwitzen durch Sport und Bewegung. Und natürlich ist die seelische Entspannung ein wichtiger Faktor, um schmerzfrei zu sein.

Chronische Muskelverspannung und die Psyche

Meist steckt hinter chronischen Rückenverspannungen eine grundlegende, erhöhte innere Anspannung oder ein zu hoher Druck und Belastung im Leben. Dieser Druck führt zu Muskelverspannungen, diese wiederum können zu einer Blockade, einem verschobenen Wirbel, einem Bandscheibenvorfall und anderen Fehlstellungen der Wirbelsäule führen. Jene Menschen haben sehr oft eine große innere Kraft, mit der sie sich dann zu viel Verantwortung aufladen. Sie verlangen von sich zu viel. Sie setzen sich womöglich unter Zeitdruck. Sehr häufig sind sie sehr belastbare zähe Charaktere, die ihre Grenzen überschreiten. Abgeben, entspannen, weniger Aufgaben und weniger Zeitdruck helfen dem angespannten Rücken. Weichheit zu sich ist der Schlüssel. Sich nicht überfordern!

Meniskusverletzung, Bänderriss

Kamille	*20*
Frauenmantel	*20*
Löwenzahn	*20*

Zusätzlich können Sie sich einen Umschlag machen, getränkt mit Frauenmanteltinktur.
Bei Schmerzen reiben Sie das Gelenk auch mit dem oben genannten Öl ein.

Sehnenscheidenentzündung

Schafgarbentinktur oder frische Schafgarbe auf die schmerzende Stelle geben, mit einem Verband umwickeln, einwirken lassen und nach ein paar Stunden wieder erneuern.
Zur Abheilung reiben Sie die verletzte Stelle mindestens einmal täglich mit dem schmerzlindernden Öl ein.

Der Leib der Frau und die Psyche

Wie auch andere Erkrankungen, so haben Unterleibserkrankungen der Frau mehrere Ursachen. Die hormonelle Fehlfunktion ist sehr oft nur der Ausdruck von einem inneren Ungleichgewicht.
Der weibliche Unterleib spiegelt die innere Haltung zu unserer eigenen Weiblichkeit. Negative Erfahrungen oder ablehnende Prägungen bezüglich der Sexualität können den Energiefluss im Unterleib massiv beeinflussen. Sehr oft sehe ich in der Praxis, dass der Unterleib wie mit einer Art energetischem Gürtel an der Hüfte vom oberen Körper abgeschnitten ist, was zu einer Mangelversorgung an Blut, Wärme und Energie führt. Ursachen sind sehr oft negative innere Haltungen zur Sexualität, negative Erfahrungen mit dieser, Geisteshaltungen, welche dem eigenen weiblichen körperlichen Geschehen gegenüber ablehnend sind, vererbte negative Einstellungen zum Recht der Frau auch Nein sagen zu dürfen, traumatische Erlebnisse, körperliche Erschöpfung und Freudlosigkeit. Eine Frustration durch unterdrückte Gefühle und Wünsche.
So ist eine gesunde und liebevolle Einstellung zu der eigenen Weiblichkeit erst einmal Grundvoraussetzung für einen gesunden Bauch.
Unterdrückte Wünsche, nicht gelebte Gefühle, unterdrückte Aggressionen, Frust, vor allem in der Sexualität und Partnerschaft, wie auch Abneigungen gegenüber der Sexualität oder schamhafte Schuldgefühle können den Energiefluss im Unterleib anstauen und somit zu Ansammlungen wie Zysten und Myomen, und auch schmerzhafter Menstruation führen. Eine erfüllende Partnerschaft und zugleich beglückende Sexualität sind sehr wichtig für einen gesunden Unterleib. Aber vor allen Dingen ist die liebevolle Haltung dem eigenen Unterleib und den eigenen Bedürfnissen im Leben gegenüber die Basis für ein gesundes Sexualchakra.
Um die Selbstannahme der Weiblichkeit zu fördern, die Libido anzuregen, den Unterleib zu öffnen und zu entkrampfen, die Hormone zu stärken reiben Sie zusätzlich die **BlütenSeelen®-Mischung „Liebeslust & Herzzauber“** ein- bis dreimal täglich auf das Herzchakra und den Unterleib und das Sakralchakra ein. Diese Mischung fördert auch die Fruchtbarkeit und die Potenz. Nicht anwenden in der Schwangerschaft, weil diese Mischung öffnend und entspannend wirkt. Nur am Ende der Schwangerschaft, wenn die Wehen einsetzen sollten.
Massagen im unteren Rücken können den Energiefluss im Unterleib in Schwung bringen. Bewegung entspannt die Schmerzen.

Massageöl zur Durchblutung des Unterleibes

schmerzlindernd, anregend, stärkend, aphrodisierend, erweichend, entspannend

100 ml Johanniskrautöl als Basisöl
In das Basisöl geben Sie folgende ätherische Öle:

Rosmarinöl	*5 Tr.*
Zimtrindenöl oder Zimtöl	*5 Tr.*
Pfefferöl	*5 Tr.*
Sandelholzöl	*5 Tr.*
Fenchelöl	*5 Tr.*

Alles gut schütteln und regelmäßig auf den unteren Rücken und den Unterleib einreiben.
Mit Vorsicht anzuwenden bei starker Menstruation. Nicht anwenden in der Schwangerschaft. Das Öl können Sie auch ins Badewasser geben.

Massageöl bei Frigidität, Impotenz, Lustlosigkeit, vaginaler Trockenheit, vaginale Verkrampfung beim Sex für die Frau und den Mann

Liebesöl, um den Unterleib zu wärmen, anzuregen und zu entspannen:
Nehmen Sie als Basisöl ein biologisches Körperöl Ihrer Wahl.

Auf 100ml Basisöl wie Sesamöl, Johanniskrautöl geben Sie folgende ätherische Öle:

Zimt, Rinde	*10 Tr.*
Rosmarin	*10 Tr.*
Pfeffer	*10 Tr.*
Orange	*10 Tr.*
Pfefferminze	*10 Tr.*
Ylang Ylang	*10 Tr.*
Sandelholz	*10 Tr.*
Rose	*10 Tr.*
Jasmin	*10 Tr.*
Ingwer	*10 Tr.*

Menstruationsstörungen

Trinken Sie diese Teemischungen nach der Menstruation bis zum Beginn der nächsten Menstruation.
Tees für starke Menstruationsschmerzen sollten Sie auch während der Menstruation trinken.
2 bis 3 Tassen täglich

Kopfschmerz vor der Menstruation

Dost	15
Pfefferminze	15
Löwenzahn Wurzel und Kraut	15
Kamillenblüten	15
Schafgarbe	15
Mädesüß	10

Prämenstruelles Syndrom mit Brustspannen, Übelkeit, Wassereinlagerungen vor der Periode, Heißhungerattacken, Gereiztheit

Löwenzahn	15
Mädesüß	10
Birkenblätter	10
Schafgarbe	15
Pfefferminze	10

Geben Sie die **BlütenSeele® Löwenzahn** auf Ihren Unterleib und auch auf die Leber, rechts unter dem Rippenbogen.

Menstruationsschmerzen, Stauung des Blutflusses

Kamille	20
Rosenmalve	20
Engelwurz	20
Löwenzahn	20
Mädesüß	10
Pfefferminze	10

Starke Menstruation und Eisenmangelanämie

Frauenmantel	20
Schafgarbe	20
Johanniskraut	20
Kamille	10
Beifuß	5

Schmerzhafte Menstruation, Schmerzen verschlimmert durch Kälte, klumpiges Blut

Fenchel	20
Beifuß	10
Engelwurz	20
Rosmarin	20
Brennnessel	15
Frauenmantel	20

Unregelmäßige Menstruation

Frauenmantel	20
Schafgarbe	20
Löwenzahn	20
Kamille	20
Beifuß	10

Verspätete Menstruation

anzuwenden bei einem verlängerten Zyklus von mehr als 35 Tagen

Beifuß	20
Rosmarin	20
Rosenmalve	10
Engelwurz	20

Vaginale Krämpfe, sexuelle Lustlosigkeit, vaginale Trockenheit

Kamillle	20
Frauenmantel	20
Malve	20
Beifuß	5

Eisprung fördernd

Trinken Sie den Tee am ersten Tag nach der Menstruation bis kurz nach dem Eisprung, also ungefähr bis zum 16. Tag des Zyklus.

Beifuß	20
Fenchel	20
Frauenmantel	20
Engelwurz	20
Rosmarin	20

Myom mit starker Blutung

Frauenmantel	*20*
Schafgarbe	*20*
Beifuß	*10*
Engelwurzel	*10*

Zysten, Myome

Engelwurz	*30*
Frauenmantel	*20*
Beifuß	*10*

Vaginaler Ausfluss

Zur äußeren Anwendung kann Frau sich in ein Bad mit Beifußkraut setzen oder ihren Unterleib mit Beifuß räuchern. Hierzu sich mit entblößtem Unterleib über den Rauch von Beifußkraut knien. Beifuß reinigt von Pilzen, Bakterien, Viren und wärmt den Unterleib.

Frauenmantel	*20*
Schafgarbe	*20*
Rotklee	*10*
Taubnessel	*10*

Die **BlütenSeele® Frauenmantel** oder **Schafgarbe** äußerlich auf die Schamlippen auftragen, mehrmals täglich. Falls Sie der Alkohol zu sehr brennt, tragen Sie die BlütenSeele® einfach auf das Schambein auf.

Wehenfördernd, entkrampfend

Beifuß	5
Malve	10
Rosmarin	10
Johanniskraut	10
Echtes Labkraut	10
Kamille	10

Diese Mischung kann die werdende Mutter vor der Geburt und zwischen den Wehen trinken.
Zudem wäre es hilfreich, den unteren Rücken mit wehenfördernden Körperölen zu massieren.

Die **BlütenSeele® Beifuß,** während der Geburt mehrmals auf den Unterleib gegeben, schützt das Kind und die Mutter vor Infektionen, fördert die Wehen und beschützt Mutter und Kind auch auf der spirituellen Ebene. Dem Neugeborenen nur einmal wenige Tropfen davon auf das Scheitelchakra und die Fußsohlen geben – das lässt es beschützt in der neuen Welt landen.

Wundheilungstee nach der Geburt

Das Rezept soll die Wunden schließen und die Gebärmutter zusammenziehen und heilen, Blut bilden, Infektionen des Unterleibs unterbinden, Blutungen stoppen. Bei einem Mangel an Blutfluss und Wochenfluss, Stauungen von Blut und Plazenta im Unterleib nehmen Sie den Tee zu sich, welcher wehenfördernd wirkt. Siehe oben.

Frauenmantel	15
Johanniskraut	10
Schafgarbe	10
Kamille	15

Milchbildung während des Stillens

Fenchel	*10*
Kümmel	*10*
Anis	*10*
Holunderblüten	*10*
Löwenzahn	*10*

Diese Mischung ist gleichzeitig blähungswidrig für das Baby und hilft ihm besser zu verdauen.

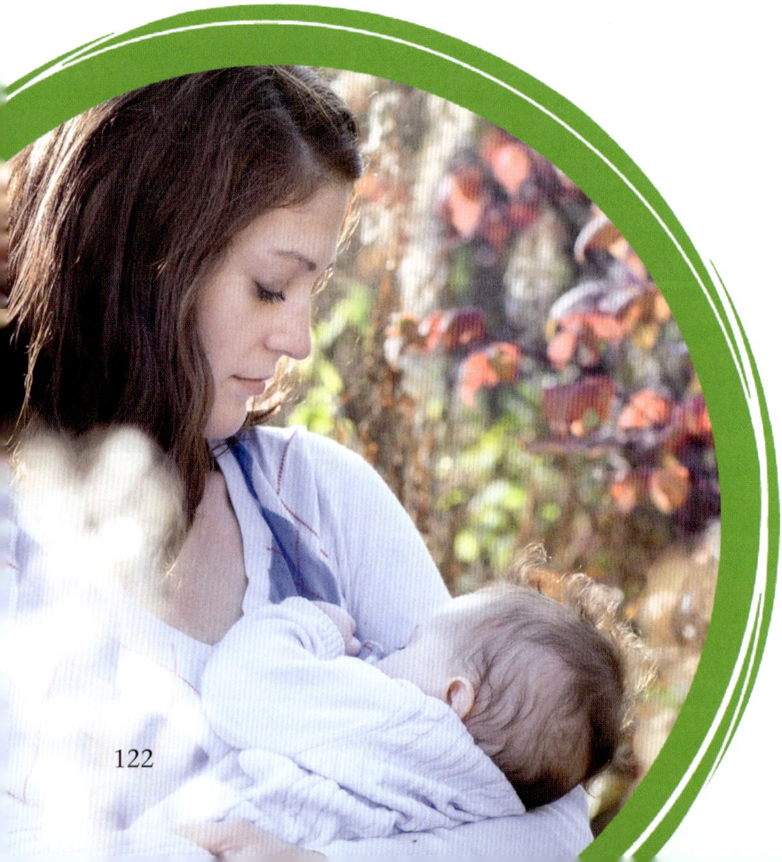

Die Haut und die Psyche

Die Haut als Abgrenzungsorgan

Hauterkrankungen sind meist ein Spiegel von inneren Störungen.
Sehr häufig weisen juckende Hauterkrankungen auf irritierende Stoffe im Blut hin.
Neben innerer Unruhe und Nervosität, also emotionalen Ursachen, welche den Stoffwechsel beeinflussen, sind häufig Nahrungsunverträglichkeiten und eine Schwäche im Verdauungstrakt die Ursache für Hauterkrankungen wie Neurodermitis, Schuppenflechte, allergische Ekzeme u. a.
Die emotional beeinflussten Hautleiden sind abzugrenzen von infektiösen Erkrankungen, welche als Nebensymptom Hautausschläge aufweisen, wie beispielsweise Masern oder andere infektiöse ansteckende Hauterkrankungen. Meiner Beobachtung zufolge sind Menschen mit Ekzemen geplagt von einer Nervosität, einer Sensibilität und einem Problem sich abzugrenzen, Nein zu sagen. Ihre Weichheit und Empfindsamkeit wird in der Zeit der Hauterkrankung oftmals zu Gunsten anderer nicht gelebt und gezeigt. Sehr häufig sind das Menschen, die innen sehr weich sind, aber nach außen dies nicht zeigen. Als Stressreaktion beginnt die Haut sich dann zu röten, zu jucken, zu bluten. Meist ist diese Unruhe noch mit einer unbewussten Angst gepaart. Zudem haben jene Patienten auch eine Schwäche im Verdauungssystem und reagieren sehr schnell mit Schmerzen im Magen oder Darm, mit Durchfall oder Blähungen auf Stress. Eine zusätzliche Nahrungsmittelunverträglicheit kommt sehr häufig vor. Der Magen stellt auch eine Verbindung zur Außenwelt dar, genauso wie es die Lunge tut. Wir nehmen Luft von außen auf über die Atemwege in die Lunge hinein und wir nehmen über den Mund auch Nahrung auf in den Magen. Etwas, das nicht leicht verdaut werden kann, sei es seelisch oder körperlich, führt zu einer Reaktion im Körper, der es abstoßen will. Somit kommt es zu einer Überreaktion in der Haut wie auch im Magen-Darm-Trakt. Seelisch würde es den Patienten unterstützen, seine Sensibilität und sein Bedürfnis nach einem eigenen geschützten, ruhigen Raum anzunehmen. Die Grenzen nach außen etwas stärken, sich selbst mehr Raum geben, seinem Bedürfnis nach Schutz und Abgrenzung nachgehen. Da ein Hautleiden sehr oft mit einer Störung im Verdauungsapparat Hand in Hand geht, hier ein paar allgemein gültige Ernährungsratschläge:

Gesundes Essen

Eine gesunde Ernährung ist die Voraussetzung, damit jede einzelne Körperzelle ausreichend mit Nährstoffen versorgt wird. Gesunde Ernährung verlangt in der Regel keine zusätzlichen Nahrungsergänzungsmittel.
Nun ein paar Grundregeln, um das Essen zu einer Kraftquelle werden zu lassen.
Regelmäßig essen, immer wenn Sie Hunger verspüren.
Mindestens einmal täglich warm, wenn möglich sogar zweimal.
Viel Gemüse, wenn möglich gekocht. Rohkost muss der Körper erst aufspalten, verdaulich machen, erwärmen, zerkleinern. Dazu braucht er Energie, deshalb ist eine vorwiegende Rohkosternährung ungesund. Sie schwächt das Verdauungssystem, es kann dann längerfristig zu Blähungen, Nahrungsmittelallergien, Schwäche, Anämie, Bauchschmerzen führen.
Nicht ständig Süßes zwischendurch, weder als feste Nahrung noch als Getränk, das überfordert und schwächt die Bauchspeicheldrüse.
Süßes als Genuss, nur hin und wieder, nicht als Hauptquelle.
Nichts Negatives reden, sehen oder hören beim Essen, mit Freude und Genuss und ZEIT essen. Sie nehmen neben der Nahrung auch andere Informationen auf, welche Sie beim Essen umgeben.

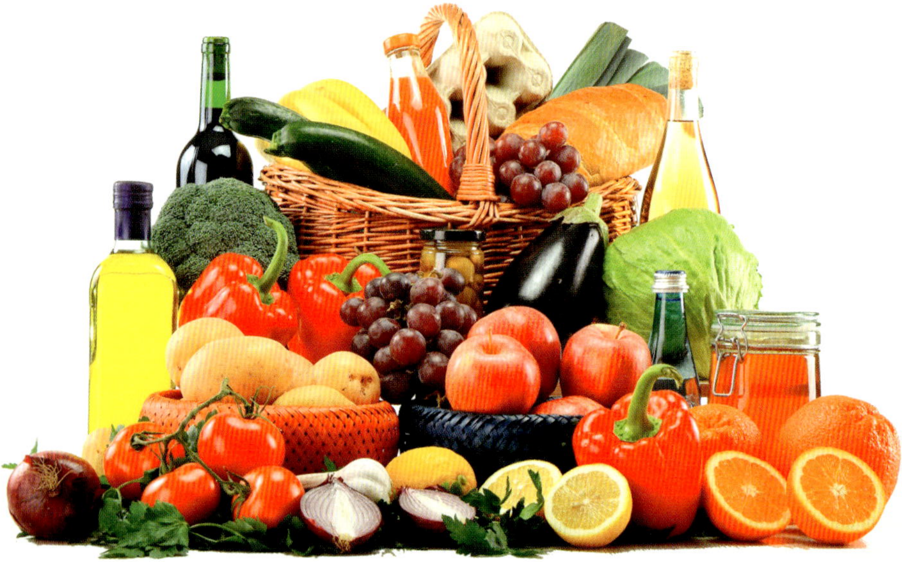

Wenig Fleisch und Wurst, oder gar keine. Wenn möglich, Fleisch konsumieren aus artgerechter Haltung.

Vor allen Dingen biologisch angebaute Lebensmittel, keine genveränderten Lebensmittel.

Verzicht auf Fertigprodukte, Zusatzstoffe, Konservierungsstoffe, frisch kochen, wenig Zucker, Vollkornprodukte anstatt Weißmehl.

Milchprodukte in Maßen, sie verschleimen den Körper.

Unterstützen Sie Ihren Verdauungstrakt mit Gewürzen, wenn möglich mit frischen oder biologischen, direkt aus dem Garten oder von Ihrem Balkon. Sie fördern die Verdauung, die Verbrennung und den Stoffwechsel.

Abwechslungsreiche Kost, von jedem Geschmack etwas, salzig, bitter, sauer, scharf, süß.

Abends weniger und leichtere Kost.

Trinken Sie Wasser, Kräutertees anstatt gezuckerte Säfte und Süßgetränke.

Gönnen Sie Ihrem Körper auch Pausen zwischen den Mahlzeiten. Das gibt Ihrem Körper die Chance auch einmal zu ruhen, zu verdauen. So wie ständige kurze Fahrten auch für Ihr Auto nicht lebensverlängernd sind, so ungefähr können Sie es sich mit dem Essen und Ihrem Körper vorstellen. Lassen Sie Ihren Verdauungsorganen auch mal die Zeit zu ruhen. Essen Sie morgens, mittags und abends, und nur wenn Sie Hunger haben, hören Sie auf, kurz bevor Sie satt sind. Nicht ständig über Ihr Sättigungsgefühl essen, das kann zu Hernien führen.

Essen Sie vorwiegend das, was gerade wächst in der Natur in Ihren Breitengraden. Lieber den Apfel vom Baum im Garten als die Grapefruit.

Passen Sie sich dem Klima an, im Winter also mehr wärmende Nahrungsmittel, im Sommer eher kühlende Nahrungsmittel. In der Natur wächst sowieso das passende zur Jahreszeit. Im Winter nimmt man dann vorwiegend länger haltbare Lebensmittel zu sich wie Kartoffeln, Getreide, Rüben aller Art, Knollengemüse, Zwiebeln und Knoblauch und vieles andere mehr. Das wärmt den Körper. Im Sommer bevorzugen wir dann kühlende Lebensmittel wie Salate, Gurken, Tomate.

Ihr Körper besteht aus Sonne, Wasser, Luft und den Früchten der Erde. Seien Sie in Verbindung mit der Natur, Ihre Gesundheit wird davon profitieren.

Aber das wichtigste Nahrungsmittel, um gesund zu bleiben, ist immer noch Zufriedenheit und Freude im Herzen.

Akne, unreine Haut

Löwenzahn	10
Kamille	10
Echtes Labkraut	10
Pfefferminze	10
Dost	10
Schafgarbe	10
Birkenblätter	10

Äußerlich: Auf die Pickel Propolistinktur oder Thymiantinktur auftupfen.

Schuppige Haut, Schuppenflechte

Schlüsselblume	20
Echtes Labkraut	20
Königskerzenblüten	20
Wiesenschaumkraut	15

Kopfschuppen

Äußerliche Anwendung: Rosmarinwasser, Rosmarintee, Rosmarinöl in die Kopfhaut einmassieren.

BlütenSeele® Schutz- und Reinigungsspray auf die Kopfhaut sprühen

Haarausfall, Haarwuchsförderung, kreisrunder Haarausfall

Brennnessel	*20*
Frauenmantel	*20*
Königskerzenblüten	*20*
Rosmarin	*20*

Äußerliche Anwendung: Tragen Sie Brennnesselessenz und/oder Rosmarinöl oder Tinktur auf Ihre Kopfhaut auf. Ein bis zwei Mal täglich einmassieren. Mineralien wie Calcium, Salze, Kalke zu sich nehmen.

Seelische Ursachen von Haarausfall sind Stress, Verlustängste, zu vieles unruhiges Denken, Hektik, Rastlosigkeit, Schlaflosigkeit. Kommen Sie runter, entschleunigen Sie!
Zu viel Energie ist in Ihrem Kopf, zu viel Unruhe, Angst und Hektik. Ausatmen, runter vom Gas!

Haut rot juckend, Neurodermitis

Schlüsselblume	*20*
Johanniskraut	*20*
Königskerzenblüten	*20*
Frauenmantel	*20*
Brennnessel	*10*
Pfefferminze	*10*

Äußerlich Propolissalbe auftragen.

Die **BlütenSeele® Schlüsselblume** oder die **BlütenSeelen®-Mischung Kühler Kopf** auf die Handgelenke, das Herz und die Stirn geben. Sie beruhigen den unruhigen Geist.

Nässende Haut , eitrig gelbliche Krusten

Brennnessel	*20*
Schafgarbe	*20*
Echtes Labkraut	*20*

Verhärtete Haut, Sklerodermie

Mädesüß	*20*
Holunder	*20*
Birkenblätter	*20*
Kamille	*20*

Nesselsucht, Urticaria

Spitzwegerich	*10*
Schlüsselblume	*10*
Wegwarte Wurzel und Kraut	*10*
Pfefferminze	*10*

Trockene Haut

Frauenmantel	*30*
Schlüsselblume	*20*

Wunden, verletzte Haut, trockene Haut

In der Kräuterheilkunde ist fast jedes Heilkraut wundheilend, so kann man sich aus vielen verschiedenen Kräutern eine Heilsalbe selbst herstellen oder herstellen lassen.

Propolis als Salbe und Tinktur

Propolis ist eine Art Kittharz, welches die Bienen herstellen, und dies in ihren Bienenstock bei Öffnungen und Rissen einbauen. Dadurch dichten sie auch den Bienenstock ab vor schädlichen Einflüssen wie Mikroorganismen. Propolis ist reich an hochwertigen Baumharzen. Es ist desinfizierend, antiseptisch, zytostatisch, es tötet Mikroorganismen, Bakterien und Pilze ab. Zudem ist es stark wundheilend.
Propolis gibt es in verschiedenen Darreichungsformen, sie erhalten es in der Apotheke oder bei Ihrem Imker. Die Propolissalbe ist sehr effektiv bei trockener Haut, chronischen Wunden, Schnitt-Schürfwunden, Ekzemen, Rissen, Abschürfungen, eitrigen Verletzungen wie eingezogenen Holzsplittern – es wirkt wie eine Zugsalbe – eingewachsenem Zehennagel, trockenen Lippen.

Die Propolistinktur kann man äußerlich auftragen auf Fußpilz, Nagelpilz, Warzen, Akne, Pickel; innerlich auf Aphten.
Zudem ist die Propolistinktur immunstärkend. Innerlich 2 bis 3 mal 15 Tropfen auf einem Stück Brot oder mit Honig eingenommen, ist sie gut bei innerlichen Entzündungen und Infekten.
Vorher bitte testen, ob Sie allergisch auf Propolis reagieren, indem Sie von der Tinktur etwas auf Ihre Haut geben.

Warzen

Dafür gibt es mehrere Möglichkeiten:

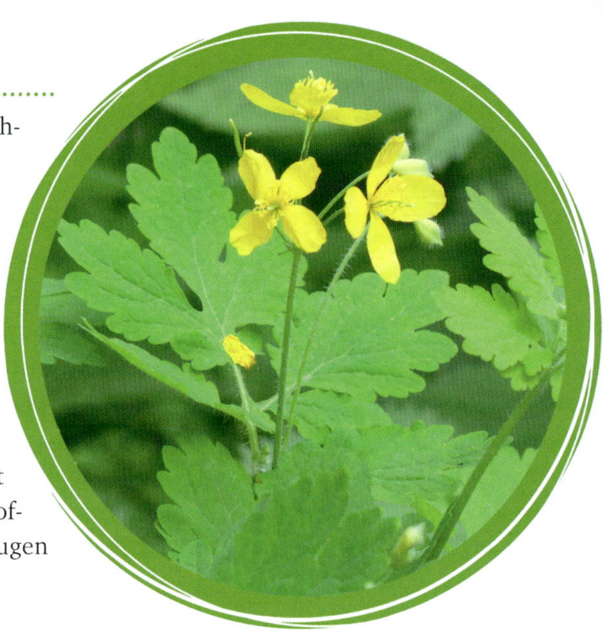

Frischer Pflanzensaft:

Warzen wurden früher häufig mit dem orangefarbenen Saft des frischen Schöllkrauts oder der Löwenzahnmilch behandelt.Vorsicht! Schöllkraut ist giftig, ätzend. Nicht innerlich anwenden oder auf offene Wunden und in die Augen bringen!

BlütenSeele® Schöllkraut ein- bis zweimal täglich für 1 bis 3 Wochen auftragen.

Propolistinktur, Tea-Tree-Öl oder das ätherische Zitronenöl punktuell mit einem Wattepad auftragen.
Für Warzen braucht man etwas Geduld, eine Behandlungsdauer von 1 bis 3 Wochen ist die Regel.

Herpes an den Lippen oder andernorts

Propolistinktur oder ätherisches Zitronenöl auftragen.

Das **Schutz- & Reinigungsspray der BlütenSeelen®** einsprühen.

Bindegewebsschwäche, Neigung zu Organvorfall wie Hernien, Gebärmutterknick, Magenhernie

Frauenmantel	*30*
Schachtelhalm	*10*

Nagelpilz, Nagelbettentzündung

Propolistinktur direkt auf die Stellen geben, bei Entzündung mit Pflaster abkleben.

Verbrennungen

Dieser Tee hilft der Wundheilung. Zusätzlich kann man Johanniskrautöl auf die schon geschlossene Verbrennungswunde auftragen.

Johanniskraut	*30*
Huflattich	*15*

Insektenstiche, Zeckenbiss

Viele Kräuter helfen sofort akut bei einem Insektenstich oder Biss. Spitzwegerich, frisch zerquetscht einfach auftragen.

Spray Schutz & Reinigung BlütenSeelen® sofort darauf sprühen. Die Schwellung und das Jucken verschwinden sehr schnell.

Propolistinktur nach einem Zeckenbiss auf die verletzte Stelle geben. Es zieht das Gift und desinfiziert.

Fußschweiß

Rosmarinöl, Rosmarinfußbäder

Eisenmangelanämie, stärkt die roten Blutkörperchen

Holunderblüten	*10*
Kamille	*15*
Frauenmantel	*10*
Beifuß	*5*
Lungenkraut	*10*
Engelwurz	*20*
Löwenzahn	*15*
Brennnessel	*10*
Johanniskraut	*15*

Nahrung zum Stärken des Blutes:

Täglich einen Brei kochen aus biologischem, feingemahlenem Getreide oder feinen Getreideflocken, wie Hafer, Dinkel, Hirse mit Rosinen, Trockenfrüchten verfeinert, einen Apfel klein schneiden, mitköcheln, mit Zimt und anderen Gewürzen Ihrer Wahl verfeinern, 1 TL Honig hinzu.

Fertig ist der stärkende Brei am Morgen. Dieser Brei fördert die Blutbildung und stärkt zugleich die Organe, welche für die Blutbildung zuständig sind.

Rote Nahrung wie Beeren oder Rote Bete, Karotten essen, rote Säfte trinken. Mit dieser Kur wird die Blutarmut sich innerhalb von 4 bis 6 Wochen deutlich bessern.

Vom rot-blauen Holundersaft täglich ein kleines Schnapsglas trinken.

Blutarmut ist nicht nur eine Folge von Blutungen, Blutverlusten, Flüssigkeitsverlusten oder organischen Störungen in der Blutbildung. Blut kann auch vermehrt verbraucht werden durch länger anhaltende Sorgen, Denken, Kummer, psychische Dauerbelastung, seelische Überforderungen und ständiges Lernen.

Blutbildend, stärkt weiße Blutkörperchen und die Immunität

Diese Kräuter sind vor allen Dingen hilfreich bei einem Mangel an weißen Blutkörperchen.
Beide Teemischungen kann man auch verbinden, wenn das Blut beispielsweise durch Medikamente oder Krebs stark geschwächt ist.

Wiesenschaumkraut	*20*
Huflattich	*20*
Lungenkraut	*20*
Holunderblüten	*20*

Herzstärkend, Herzberuhigung bei schnellem oder unregelmäßigem Herzschlag

Weißdorn	*20*
Schlüsselblume	*20*
Wegwarte	*20*
Johanniskraut	*20*
Kamille	*10*
Engelwurz	*20*
Thymian	*10*
Rosmarin	*20*

Erhöhter Blutdruck (Hypertonie) aufgrund von Erschöpfung; blasse Zunge; eher kälteempfindlich vor allem an den Füßen

Schlüsselblume	*20*
Melisse	*20*
Engelwurz	*20*
Wegwarte	*20*
Brennnessel	*10*
Kamille	*20*

Hypertonie mit Übergewicht; Hitzegefühle am Körper, eher rotes Gesicht

Löwenzahn	*20*
Pfefferminze	*20*
Schafgarbe	*20*
Wegwarte	*20*

Hypertonie in den Wechseljahren, Hitzewallungen

Schafgarbe	*20*
Schlüsselblume	*20*
Frauenmantel	*20*
Salbei	*10*
Melisse	*15*
Wegwarte	*15*

Niederer Blutdruck (Hypotonie)

in Kombination mit der Teemischung für Eisenmangelanämie

Holunderblüten	*20*
Brennnessel	*10*
Thymian	*20*
Rosmarin	*20*

Der erhöhte Blutdruck und die Psyche

Das Herz und auch die Blutgefäße, sprich, der Blutdruck, reagieren auch sehr intensiv auf emotionale Belastung. Der Blutdruck steigt oft, wenn man sich überbelastet und überfordert fühlt und eigentlich am liebsten weglaufen oder aggressiv werden möchte, aber nicht kann. Sei es vor dem Stress in der Arbeit oder vor dem Ehepartner oder anderen herausfordernden Situationen. Gesunderweise erhöhte sich in archaischen Zeiten der Blutdruck bei Gefahr, so dass der Mensch entweder kämpfen oder flüchten konnte. Eine dauernde, sehr häufige, den Lebensfrieden bedrohende Situation auf der emotionalen Ebene, die man nicht ändern kann, die einen auch wütend macht, der man sich machtlos gegenüber sieht und bei der es gleichzeitig einiges an Kraft braucht, sie zu bewältigen, lässt den Blutdruck höher schießen. Ein erhöhter Blutdruck ist so, als ob ein Notstromaggregat angefahren wird. Sehr häufig steigt der Blutdruck auch bei älteren Patienten, weil sich die Patienten überfordern und glauben, Situationen genauso meistern zu müssen wie in der Jugend. Entspannende meditative Körper- und Geistesübungen wie beispielsweise Qi Gong und auch Sport wirken deshalb auf den Blutdruck, weil sie auch den Stress abbauen. Letztendlich bedarf es einer Änderung der inneren Gesinnung: Sich weniger unter Druck setzen, weniger von sich verlangen, was man durchhalten muss, Wut und Frust nicht immer runterschlucken, sondern auch ausdrücken, gnädiger zu den eigenen Bedürfnissen sein und sich weniger überfordern wäre wichtig für Menschen mit Herz-Kreislauf-Problemen.

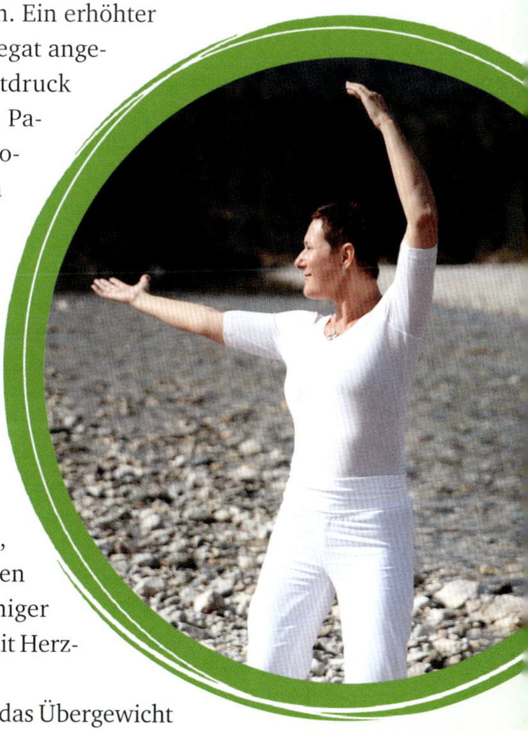

Natürlich spielen die Ernährung und auch das Übergewicht eine Rolle, welche längerfristig das Herz und den Blutdruck fordern.

Herzdruck, Herzschmerzen

Rosenmalve	20
Kamille	15
Engelwurz	20

Schlaganfall vorbeugend, Blutgefäß reinigend, Arteriosklerose

Schafgarbe	20
Engelwurz	20
Holunderblüten	20
Labkraut	15
Brennnessel	15
Pfefferminze	10
Rosmarin	20

Rosmarinöl auf den Nacken und die Schläfen einreiben

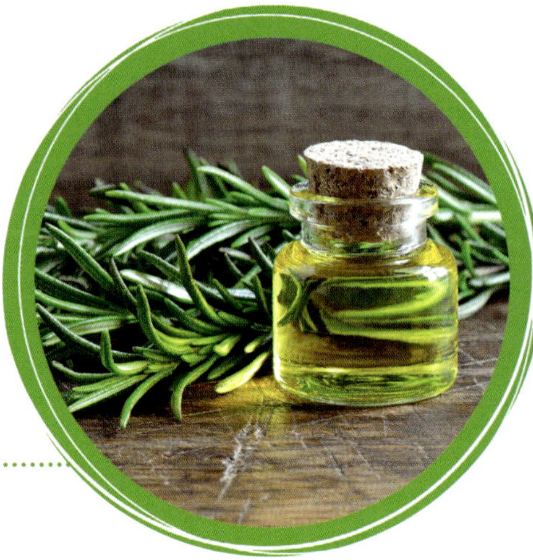

Thrombose

Engelwurz	20
Schafgarbe	20

Das Herz und die Psyche

Herzdruck, Koronarsklerose, Herzschmerzen, Herzrasen. Diese Symptome sind häufig eine Ursache von emotionalen Herzschmerzen, die zurückgehalten, verschlossen sind. Meist handelt es sich um Gefühle aus der Vergangenheit; Emotionen wie Trauer, Schmerzen, Liebeskummer, die nicht ausgedrückt worden sind – häufig ein Männersymptom aufgrund ihrer Konditionierung, da Männern beigebracht worden ist, stark zu sein, nicht zu weinen und keine Weichheit zu zeigen. Emotionale Härte und Kälte, die jemand selbst erfahren hat, womöglich in der Kindheit und Jugend, können den Menschen hart und bitter werden lassen. Diese Härte ist allerdings nur ein Schutz vor noch mehr seelischen Schmerzen. Im Grunde sind Menschen mit Herzproblemen in der Regel sehr fröhlicher, weichherziger Natur. Durch ihre Lebenserfahrungen, die sie sehr verletzt haben, sind sie aber leider hart zu sich selbst und deshalb oft überraschend hart zu ihren Mitmenschen. Emotionen sind Energien, die den Körper stark beeinflussen. Sie wissen selbst, wenn Sie traurig sind, fühlen Sie sich schwer, fühlen Sie sich unter Spannung, kann es zu Schlaflosigkeit führen, und haben Sie Angst, rast Ihr Herz.
Ein emotional verhärtetes und verschlossenes Herz, ein Kummer, der einem das Herz bricht, kann im wahrsten Sinne zu einer Verhärtung des physischen Herzens und der Herzkranzgefäße führen. Das wiederum ist häufig der Auslöser für einen plötzlichen Herzinfarkt.
Liebe zu sich selbst und zu anderen ist das beste Heilmittel in diesen Fällen. Sich die Emotionen und den Kummer auch vom Herzen reden, weinen, endlich Tränen fließen lassen und dem Herzen die Liebe geben, die es nicht erhalten hat. Vergebung sich selbst, dem Schicksal und auch den anderen gegenüber erweicht das Herz und heilt es.

Für jene Fälle der Herzerkrankungen mit einem emotionalen Hintergrund der Erkrankung tragen Sie die **BlütenSeele® Liebeslust & Herzzauber** auf ihr Sakral- und Herzchakra auf.

Das Gehirn und die Psyche

Das Gehirn kann sich auch wie alle anderen Körperorgane regenerieren. Leider besteht der Glaube, dass Gehirnerkrankungen wie beispielsweise Epilepsie, Schizophrenie und viele andere nicht heilbar sind, sondern man diese mit Medikamenten nur lindern kann.
Das Gehirn kann geschwächt sein durch eine Überbeanspruchung sowie durch Medikamente, Gifte, Drogen und Alkohol, welche auf das Gehirn einwirken.
Ebenso können traumatische Erlebnisse oder auch große Trauer zu einem plötzlichen Nachlassen der Gehirnleistung, einer Gehirnerkrankung und Vergessen führen. Sehr häufig sehe ich in meiner Praxis, dass ein plötzlicher Ausfall von gewissen Gehirnleistungen, sprich, eine beginnende Demenz, einsetzt, wenn die Seele des Menschen wirklich genug hat vom Leben, von den Schmerzen des Lebens oder auch ein geliebter Partner im Alter stirbt und es für den Zurückgebliebenen fast unerträglich ist weiterzuleben.
Der Übergang zur Demenz ist für den Menschen schmerzhaft, wenn er bemerkt, dass er vergesslich ist, aber ist er in der Demenz, in seiner eigenen Welt, dann ist es ihm angenehm, wenn er sich an all das Gesehene und Gefühlte im Leben nicht mehr erinnern kann. Seine Seele kann dann ausruhen, sein Geist kann dann ausruhen. Es ist für den Außenstehenden schmerzvoller als für den Patienten, solange man ihn in seiner Welt lässt.
Auch das Gehirn braucht Erholung. Übermäßiges Grübeln, sich Sorgen, zu viel Denken, zu viel an Informationen, die das Gehirn ständig verarbeiten muss, ist dem Hirn nicht zuträglich.
Das wäre so in etwa, wie wenn man täglich 30 km läuft und damit dauernd sein Herz belastet und die Gelenke.
Also gönnen Sie dem Gehirn Auszeiten, mediteren Sie, versuchen Sie den Kopf in Ruhe zu bringen, frei und gelassen zu werden. Loszulassen von all den Gedanken. Dem Kopf keine Informationen geben, Stille und Ruhe im Geist.
Hilfreich hierzu sind meditative Arbeiten, bei denen der Kopf nicht denken muss, Wandern, kreative handwerkliche Arbeit, Gartenarbeit, Bergsteigen, Sport und Bewegung, die automatisch geht, am Meer sein, sich den Wind um die Ohren blasen lassen, sich in die Sonne legen, in der Natur sein, auf einem Bänkchen ausruhen. Es gibt vieles, was Sie tun können, Hauptsache, Sie können abschalten, also Ihre Gedanken zur Ruhe kommen lassen.

Außerdem sind soziale Kontakte sehr wichtig, um im Gehirn gesund zu bleiben. Zahlreiche Studien belegen, dass soziale Kontakte die Gehirnfunktion aufrechterhalten, viel mehr noch als alles andere. Einsamkeit ist dem Körper nicht zuträglich. Sich verbunden zu fühlen mit der Welt, sich nutzvoll, nicht abgetrennt zu fühlen mit der Außenwelt ist wichtig, auch wenn man körperlich keine große Leistung mehr vollbringen kann. Es verhindert, dass man sich geistig von der Welt ausschließen will.

Demenz, Vergesslichkeit, Schlaganfall vorbeugend

Schafgarbe	*20*
Dost	*20*
Engelwurz	*20*
Pfefferminze	*10*
Eisenkraut	*10*
Holunderblüten	*20*
Rosmarin	*20*

Diese Mischung kann man vorbeugend trinken, über einen Zetiraum von 4 Wochen. Dann sollte man eine Pause einlegen und diesen dann wieder bei Bedarf über einige Wochen wiederholen. Bei beginnender Demenz ist eine täglich Anwendung nötig. Diese Mischung reinigt das Blut, erfrischt den Körper, stäkrt die Gehirnfunktion.

Angstschweiß an Händen und Füßen

Lungenkraut	*15*
Schlüsselblume	*20*

Zudem kann man sich die **BlütenSeele® Lungenkraut** und/oder **Schlüsselblume** auf das Herzchakra einmal täglich einreiben. Diese lindern die Angst und die Schüchternheit.

Nachtschweiß vor allem an der Brust

Wegwarte	*20*
Frauenmantel	*20*

Nachtschweiß hat verschiedene mögliche Ursachen:

- Ein noch im Körper resistierender Keim
- Sehr häufig am Ende eines grippalen Infektes
- bei Infektionskrankheiten
- Krebs
- hormonelle Störungen wie kurz vor der Menstruation oder in der Menopause
- ein sorgenvolles Herz, Ängste
- Alkohol, zu schweres Essen

Diese einfache Mischung ist anzuwenden bei hormonellen Ursachen, bei noch resistierenden Infekten, bei Angst und Stress.
Die Ursache von chronischem Nachtschweiß sollte durch einen Arzt abgeklärt werden.

Nervöse Zuckungen, Krämpfe, geistige Übererregung, Unruhe, Hyperaktivität, Schlaflosigkeit, Panik, Ängste

Schlüsselblume	*20*
Schafgarbe	*20*
Johanniskraut	*20*
Melisse	*20*

Äußerliche Anwendung: Geben Sie die **BlütenSeelen®-Mischung Kühler Kopf** auf das Herz-und Scheitelchakra ein- bis dreimal täglich. Die BlütenSeele® Johanniskraut ist zudem das Mittel bei Angststörungen.
Zudem können Sie auch das **Spray Kühler Kopf** mehrmals täglich in Ihre Aura sprühen.
Die Ursachen der Angststörung oder Neurose sollten natürlich mitbehandelt werden durch eine psychiatrische Behandlung Ihrer Wahl.

Hyperaktivität bei Kindern

Wegwarte	*10*
Schafgarbe	*10*
Schlüsselblume	*10*

Die tägliche Dosis wäre eine Tasse Tee.

Zudem kann man das Kind mit den folgenden **BlütenSeelen®** behandeln; lassen Sie sich beraten, welche am besten für Ihr Kind wäre, nur eine **BlütenSeele®** ist ausreichend:
Schafgarbe, Johanniskraut, Kühler Kopf, Frauenmantel, Schlüsselblume.

Mehrere Faktoren spielen eine Rolle für die Unruhe der Kinder

- ungesunde, zu süße Ernährung
- unruhige, ängstliche Mutter während der Schwangerschaft
- risikoreiche Schwangerschaft
- Impfungen, zu viele Medikamente
- Flut von Informationen durch die digitalen und elektronischen Medien,
- zu voller Terminplan der Kinder

Kinder sind wie Seismographen, sie sind sehr feinfühlig und emotional, sie nehmen Spannungen in ihrer Umgebung sehr intensiv wahr. Anspannung, Ärger, Unsicherheit, Gewalt im Elternhaus können zu dieser Hyperaktivität führen. Da Kinder die Symptomträger der Familie sind, ist es immer wichtig, auch deren Umfeld in die Heilung miteinzubeziehen.

Schlafwandeln, nächtliche Unruhe

Erwachsene	
Schafgarbe	*2 Esslöffel/Liter*
Kinder	
Schafgarbe	*1 Teelöffel/Tasse*

Bei Kindern reicht oft die Anwendung der **Blütenseele® Schafgarbe**; wenige Tropfen in einem Glas Wasser trinken. Zudem wenige Tropfen davon auf den Scheitel und das Herz einreiben.

Konzentrationsmangel aufgrund von Mangeldurchblutung im Gehirn, Müdigkeit

Cardamom	*5*
Rosmarin	*20*
Muskat	*5*
Holunderblüten	*20*

Epilepsie, Absencen

Schafgarbe	*15*
Wegwarte Wurzel und Kraut	*15*
Beifuß	*10*
Rosmarin	*15*

Zusätzlich die **BlütenSeele® Kühler Kopf** anwenden. Lassen Sie sich die Dosierung von einem BlütenSeelen®-Fachberater austesten oder reiben Sie diese ein- bis dreimal täglich auf die Stirn und das Scheitelchakra.

Die Epilepsie ist wie ein Feuerwerk, ein Kurzschluss im Gehirn. Warme Energie steigt nach oben, so auch im Körper des Menschen. Eine zu hohe Aktivität der einzelnen Nervenzellen und Hirnareale, sei es genetisch bedingt oder durch eine dauernde Überbelastung, kann zu solch einer Art Kurzschluss führen. Bei dieser Erkrankung ist es wichtig, die unteren Chakren zu stärken und den Geist zu beruhigen. Eine Vermeidung von vielen Sinneseindrücken, Schnelligkeit, Unruhe ist hilfreich. Um diese Krankheit erfolgreich zu behandeln, braucht es sicherlich die Kombination von mehreren ausgebildeten Heilern und Ärzten.

Stimmen hören, Schizophrenie

Erwachsene
Schafgarbe — *2 Esslöffel/Liter*

Kinder
Schafgarbe — *1 Teelöffel/Tasse*

Die **BlütenSeele® Schöllkraut** nur äußerlich auf das Stirnchakra einreiben.

Die **BlütenSeelen® Mischung Schutz & Reinigung** als Spray in die Aura mehrmals täglich sprühen.
Zusätzlich die BlütenSeele®-Mischung Schutz & Reinigung, ein paar Tropfen täglich innerlich anwenden.
Geben Sie 10 Tropfen davon in eine Flasche Wasser und trinken Sie diese über den Tag verteilt.
Räuchern mit Beifuß, Eisenkraut, Rosmarin, Johanniskraut, Weißem Salbei, Weihrauch.
Zusätzlich ist eine psychotherapeutische Hilfe sehr wichtig.

Schizophrenie und die Seele

Wenn der schizophrene Patient andere Welten entstehen lässt und Wahnvorstellungen hat, dann ist es meiner Erfahrung nach eine Flucht der Seele in diese Welt. Sehr oft ist das reale Schicksal, beschwert durch ein Trauma, nur schwer zu ertragen. Das kann das eigene schwere Leben des Patienten sein, oder auch ein Trauma von schwerer Art seiner Vorfahren, das ins Vergessen abgedrängt worden ist. Wir sprechen hier von Gewalt an anderen oder am eigenen Leib. Die Seele ist durch ein Erlebnis in eine Art Schockzustand geraten und verliert durch das nicht Fassbare den Bezug zur Realität. Sie erschafft sich ihre eigene Realität, ihre eigene Welt, weil die innere real existierende Gefühlswelt nicht ertragbar ist. Ein Teil der Seele klinkt sich einfach aus, geht in eine Traumwelt, eine Welt, die eine schmerzvolle übertriebene Facette der eigenen Emotionen und Gedanken ist. Ebenso spricht man in verschiedenen Kulturen davon, dass der Patient besetzt ist. Besetzt von verstorbenen Seelen, die sich durch den Patienten ausdrücken wollen.
Oftmals sagen sogar erkrankte Kinder oder Jugendliche, dass ihre heftige Reaktion nicht von ihnen selbst sei. Sie sagen, sie kennen sich selbst nicht in dem tobenden Moment.
Das, was da spricht, sind nicht sie selbst.
Diese Behauptung stimmt oft. Denn verstorbene verwandte Seelen verbinden sich manchmal mit einem Hinterbliebenen. Sie erwählen sich dann Menschen, die ihnen ähnlich sind, womöglich auch körperlich. Der Grund ihrer Anhaftung besteht darin, dass sie noch nicht ihren Frieden gefunden haben, etwas vermitteln wollen oder auch noch die Kontrolle über zurückgebliebene Menschen und deren Handlung haben wollen.
Dann gibt es Menschen mit Schizophrenie, die sehr feinfühlig sind. Sie können oft Dinge oder nicht sichtbare Wesen wahrnehmen, die andere nicht sehen. Oftmals schon in der Kindheit. So kann es sein, dass sie real Verstorbene sehen können und das keine Krankheit ist, sondern eine Gabe. Die Grenze zwischen Hellsehen, Hellfühlen und einer geistigen Erkrankung ist sehr dünn. So wie auch die Grenze zwischen Genie und Wahnsinn. Ich bin überzeugt davon, dass man diese Krankheit auch ohne eine dauernde schulmedizinische Medikation heilen kann und die Medikamente langsam abgesetzt werden könnten. Die Heilung der Seele, ein Erlernen sich zu schützen, sich auszudrücken, sich sicher zu fühlen in der rea-

len Welt, ein sicheres Umfeld, Liebe und Aufmerksamkeit und auch eine spirituelle Heilung – denn die Seele ist erkrankt – ist vonnöten um den Patienten in einen gesunden Zustand zu führen.

Depression mit Müdigkeit, Antriebslosigkeit

Holunderblüten	*10*
Rosmarin	*10*
Birkenblätter	*10*
Löwenzahn Wurzel und Kraut	*10*
Mädesüß	*10*

Die **BlütenSeele® Mädesüß,** äußerlich auf das Herzchakra eingerieben, vertreibt die Traurigkeit im Herzen. Ein- bis dreimal täglich.

Erschöpfung, Burn-out, Frühjahrsmüdigkeit

Löwenzahn Kraut	*20*
Gänseblümchen	*15*
Rosmarin	*15*

Fettleber, Leberzirrhose, Hepatitis, Gallengangsentzündung, Gallenblasenentzündung

Wegwarte Wurzel und Kraut	*20*
Löwenzahn Wurzel und Kraut	*10*
Schafgarbe	*20*
Pfefferminze	*5*
Echtes Labkraut	*20*
Beifuß	*10*

Schwache Leber und Galle

Eine geschwächte Leber und ein Mangel an Gallenflüssigkeit zeigen sich durch Fettunverträglichkeit, Alkoholunverträglichkeit, leichte Übelkeit, Müdigkeit, gelbliche Skleren (Augapfel), Aufstoßen, Verdauungsprobleme bei frischem Zwiebel, Knoblauch, rohen Gurken, roher Paprika, Champignons, in Fett gebratenem, frittiertem Essen. Bei Verzehr von diesen Nahrungsmitteln kann es dann zu einem sofortigen Durchfall kommen.

Löwenzahn Wurzel und Kraut	*20*
Beifuß	*10*
Engelwurz	*20*
Pfefferminze	*5*

Kur mit frischem Löwenzahn im Frühling

Essen Sie am ersten Tag einen Löwenzahn, Stängel mitsamt der Blüte und ein bis zwei Blätter. Essen Sie am 2. Tag zwei davon, am dritten Tag 3. Steigern Sie dies, wenn Sie wollen, bis zum 7. Tag. Dann gehen Sie mit der Kur wieder rückwärts. Also am 8. Tag nur 6 Löwenzahn, am 9. Tag nur 5 usw. Bis Sie bei Null angekommen sind.
Diese Kur regt sehr stark die Leber an, stärkt, reinigt und heilt sie. Mit Vorsicht zu genießen ist diese Kur bei bereits vorhandenen Gallensteinen.

Erhöhtes Cholesterin

Beifuß	10
Engelwurz	15
Schafgarbe	15
Löwenzahn Wurzel und Kraut	15
Wegwarte Wurzel und Kraut	15
Pfefferminze	10
Echtes Labkraut	15
Dost	15
Gänseblümchen	15
Holunderblüten	20

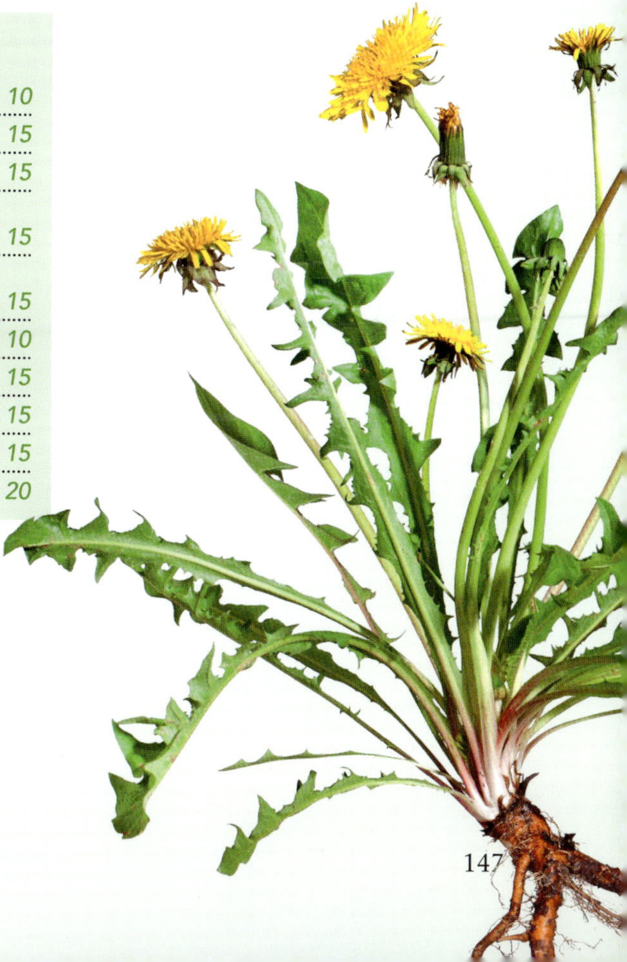

Gelbsucht

Löwenzahn Wurzel und Kraut	20
Schafgarbe	20
Wegwarte Wurzel und Kraut	20
Echtes Labkraut	20

Gelbsucht der Neugeborenen

Löwenzahnkraut als Tee, nur ein Teelöffel täglich und/oder die **BlütenSeele® Löwenzahn,** 3 Tropfen davon auf die Leber und den Solarplexus einreiben, einmal täglich.

Kopfschmerz nach fettem Essen

Dost	15
Pfefferminzblätter	15
Löwenzahn Wurzel und Kraut	15
Kamillenblüten	15
Schafgarbe	15

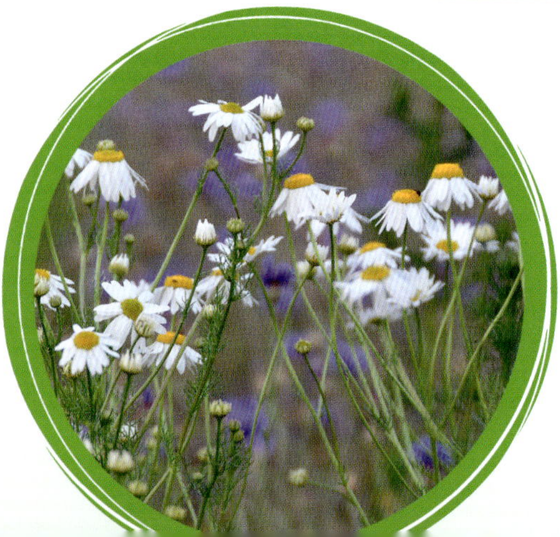

Die Leber, die Galle und die Psyche

Die Energie der Leber ist stark und zäh. Um die Substanz der Leber auf Dauer zu schädigen, braucht es entweder extremen regelmäßigen Alkoholgenuss über Jahre hinweg, eine Infektionskrankheit oder unglücklicherweise Tumore.

Trotzdem gibt es Leberstörungen, die schnell entstehen können und von einer funktionellen Art sind. Hier ist weniger die Materie krank, außer bei Gallensteinen.

Bestimmte emotionale Faktoren weisen auf eine Störung der Leber hin und schwächen diese zudem auch noch.

Andauernde Frustration, sexuelle Frustration, sich eingezwängt fühlen, sich nicht entfalten können, unter Druck und Zwang sein, dominiert und unterdrückt werden, Wut, Ärger, Stress, Hektik und häufige Entscheidungen, die zu treffen sind, erschöpfen die Leberenergie. Gleichzeitig staut sich die Leberenergie und die Emotionen dadurch auf, was wiederum zu einem eher jähzornigen und gereizten Gemütscharakter führt. Diese Menschen sind oft emotional labil, sind schnell

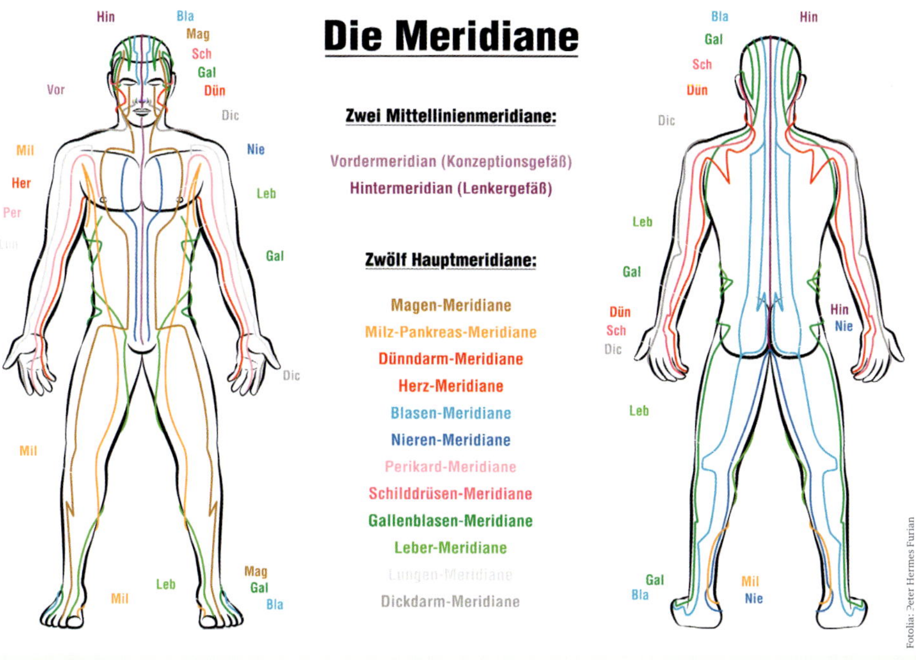

Fotolia: Peter Hermes Furian

gereizt, um dann im nächsten Moment wieder weinerlich zu sein. Sie sind sehr launisch. Menschen mit einer Leberstörung können entweder sehr schnell wütend werden oder sie werden zu selten wütend und lassen vieles über sich ergehen. Es kann auch sein, dass die Entscheidungsfähigkeit bei einer schwachen Leber zu wünschen übrig lässt. Die Leber und die Galle sind wie alle anderen Organe auch mit Energiebahnen, sprich, Meridianen, verbunden. Auf diesen Energiebahnen kann sich auch eine Erkrankung der Leber zeigen.

Es können Verspannungen und Schmerzen im Leber, und Gallemeridian auftreten, also an der Körperaußenseite entlang, vom Bein aufsteigend bis hoch in den Nacken mit einseitiger Migräne.

Da der Lebermeridian auch durch den Unterleib verläuft, äußern sich Leberfunktionsstörungen oft in Menstruationsschmerzen, Myomen, Zysten, Menstruationsstörungen, Prostataschwellungen, Impotenz u.v.a.

Die Augen und ihre Erkrankungen haben auch immer einen Bezug zum Leberorgan. Außerdem versorgt die Leber auch mit ihrer Energie die Muskeln und deren Anspannung wie auch deren Flexibilität.

Es ist für jeden Menschen etwas Gutes, im Frühjahr eine Reinigungs- oder Fastenkur zu machen, ausgenommen sind die sehr geschwächten und kranken Menschen.

Früher sammelte man die ersten frischen Kräuter im Frühling und bereitete sich eine Kräutersuppe daraus. Die frischen jungen Kräuter sind reich an Vital- und Nährstoffen, wie Löwenzahnblätter, Gänseblümchen, Huflattich, Schafgarbenblätter, Schlüsselblumen (im Ganzen essbar), Gundermann, Spitzwegerich und viele mehr.

Heutzutage kann man sich Smoothies aus den frischen Kräutern im Garten machen oder auch eine Löwenzahnkur, da der Löwenzahn auch auf andere Organe anregend, kräftigend und reinigend wirkt.

Man kann die kleinen frischen Blätter auch als Frühlingssalat verwenden, je größer und älter die Blätter desto bitterer.

Was Menschen mit einer Leberstörung gut tut, sind Freiheit, die Möglichkeit sich zu entfalten, sich selbst weniger Druck zu geben, Sport und Bewegung, Natur, Arbeiten mit Spaß, Regelmäßigkeit und Struktur im Tagesablauf, Gehen, Dehnen, Kreativ sein. Bitterstoffe vor dem Essen zu sich nehmen. Im Hier und Jetzt sein und an der eigenen Geduld arbeiten.

Milch-Fructose-Allergie

Fenchel	10
Anis	10
Kamille	10
Süßholz	3
Holunderblüten	10
Echtes Labkraut	10
Kümmel	10
Cardamom	4
Brennnessel	10

Abmagerung, Schwäche, Auszehrung

Kamillenblüten	20
Holunderblüten	20
Königskerzenblüten	15
Engelwurz	15

Appetitlosigkeit, Blähungen, Magenschmerz, Übelkeit

Pfefferminze	20
Dost	20
Engelwurz	20
Fenchel	20
Schafgarbe	20

Appetitanregend, blähungswidrig

Holunderblüten	*10*
Schafgarbe	*10*
Fenchel	*10*
Anis	*10*
Kümmel	*10*
Kamille	*10*
Mädesäß	*10*

Magensäurehemmend, Sodbrennen

Kamille	*20*
Pfefferminze	*10*
Wegwarte	*10*
Schafgarbe	*10*

Magenkrämpfe, Magenschmerzen

Kamille	*20*
Fenchel	*20*
Pfefferminze	*15*

Diabetes, regt die Bauchspeicheldrüse an

Kamille	*30*
Mädesüß	*20*
Holunderblüten	*20*
Fenchel	*20*
Zimtrinde	*10*

Der Magen und die Psyche

Der Magen ist neben der Nase die erste Öffnung des Körpers im Kontakt mit der Außenwelt. Sind also die Einflüsse von außen zu viel für uns, wird unsere Toleranzgrenze und Aufnahmekapazität überschritten, dann kann es schon mal geschehen, dass der Magen es uns übel nimmt und wir an Magenerkrankungen leiden.

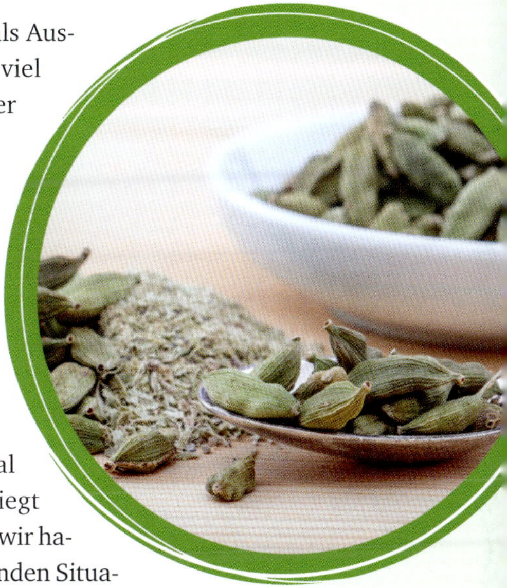

Übelkeit und Erbrechen können entstehen als Ausdruck, dass er das Aufgenommene als zu viel empfindet. Wir ärgern uns womöglich über etwas, finden etwas zum Kotzen oder empfinden etwas wie einen Schlag in die Magengrube. Wenn uns etwas auf den Magen schlägt, dann müssen wir etwas erst einmal verdauen können. Ein starker Magen kann viel aufnehmen und verdauen, auch emotional oder mental. Ist es aber zu viel, ist man voll sozusagen mit Eindrücken, findet man etwas im wahrsten Sinne zum Erbrechen unangenehm, dann kann es schon mal sein, dass der Magen rebelliert. Plötzlich liegt einem das Essen sehr schwer im Magen, oder wir haben Magenschmerzen aufgrund einer belastenden Situation, der wir nicht mehr ausgesetzt sein wollen. Unser Körper ist sehr weise. Der Magen fordert uns auf, dem Einhalt zu gebieten, was wir schlucken. Wir schlucken meist zu viel, wenn der Magen schmerzt. Sagt der Körper Stopp, das reicht, mir ist schlecht, ich habe Schmerzen, sind meistens die Magennerven überreizt und lösen diese Reaktion aus.

Jeder Mensch hat so seine körperlichen Schwachpunkte und reagiert mit diesen in einer Stresssituation. Manche haben einen empfindsamen Magen, manche eine schwache Lunge. Jedes Organ spricht zu uns und hat seine eigenen Botschaften für uns.

Für den Magen gilt, achte auf das, was du aufnimmst; was ist dir zu viel, wo schluckst du etwas, das du nicht schlucken sollst, was liegt dir im Magen und sollte ausgesprochen werden? Worüber sorgst du dich zu sehr?

Parasiten im Darm, Pilze im Darm, Würmer

Nehmen Sie wenig Zucker, Weißmehlprodukte zu sich in der Zeit der Genesung.

Kamille	20
Schafgarbe	20
Pfefferminze	20
Dost	20
Engelwurz	20

Durchfall, Colitis ulcerosa, Morbus Crohn

Johanniskraut	20
Königskerzenblüten	30
Schafgarbe	15
Frauenmantel	20
Schachtelhalm	20
Spitzwegerich	20

Verstopfung, Schleim in den Gedärmen

Brennnessel	20
Löwenzahn	20
Dost	20

Hämorrhoiden

Schachtelhalm	*15*
Frauenmantel	*15*
Johanniskraut	*10*
Königskerzenblüten	*10*
Schlüsselblume	*10*
Spitzwegerich	*10*
Wegwarte	*15*

Verschlackung des Darmes, Blähungen, Schleim im Stuhlgang, Fettunverträglichkeit

Brennnessel	*10*
Cardamom	*4*
Getrockneter Ingwer	*5*
Echtes Labkraut	*15*
Fenchel	*15*
Kamille	*10*
Dost	*15*
Beifuß	*5*

Übelkeit, Seekrankheit, Reisekrankheit

Pfefferminze	*15*
Dost	*15*

Der Darm und die Psyche

Wie bereits erwähnt, sind der Magen und die Mundhöhle neben der Nase die ersten Öffnungen zur Außenwelt. Die Ursachen der Beschwerden liegen leichter auf der Hand als jene bei dem Darm, wobei der Darm dann eigentlich nur die Fortsetzung des Magens mit all seinen Verdauungssäften ist. Ist die Verdauung schon mal im Magen gestört, dann setzen sich die Beschwerden meist bis in den Verdauungstrakt fort. So wie der Darm tiefer im Körper liegt, so sind auch Darmerkrankungen mit einer tieferliegenden, oft unbewussten psychischen Problematik gekoppelt. Chronische Darmentzündungen wie Colitis ulcerosa oder Morbus Crohn brauchen psychologisch betrachtet mehr Aufmerksamkeit, weil die Ursachen oft weit in der Kindheit oder Vergangenheit liegen und sie vom Patienten auch verdrängt werden. Man kann hier nicht verallgemeinern, aber sehr häufig liegt eine starke Abgrenzungsproblematik zu Grunde, meist einem Elternteil gegenüber. Meist war ein Elternteil sehr dominant bis hin zur Vereinnahmung. Unterdrückung und vielleicht sogar Ablehnung der kindlichen Bedürfnisse können zu einer eigenen Ablehnung führen und zu einer Autoaggression im Sinne von chronischen autoaggressiven Darmerkrankungen. Der Dünndarm filtert aus dem Nahrungsbrei, was er behalten will, was er als nährend empfindet und was er ausscheiden will. Diese Unterscheidung ist hier gestört, weil der Mensch es vielleicht gar nicht lernen durfte in der Kindheit, zu fühlen, was man wirklich selbst will und braucht, sondern man ist von einem anderen dominiert worden.

Bei akutem Durchfall ohne einen ersichtlichen körperlichen Grund wie Unverträglichkeit der Nahrung oder verdorbene Nahrung oder einer Infektion liegt oft eine Angst zu Grunde, eine Aufregung vor etwas. Meist vor etwas Neuem.

Um chronische Darmblutungen, chronischen Durchfall auf der seelischen Ebene zu behandeln, gibt es neben der psychischen Therapie und Verhaltenstherapie auch verschiedene BlütenSeelen®, wie beispielsweise die Brennnessel, welche hilft sich abzugrenzen und Nein zu sagen, zu dem, was man nicht will, oder das Wiesenschaumkraut, das einem hilft sich selbst nicht zu überfordern und mehr in die Eigenliebe zu gehen.

Nachtschweiß, Schlaflosigkeit, innere Unruhe

Frauenmantel	*10*
Johanniskraut	*15*
Schlüsselblume	*15*
Schafgarbe	*15*
Melisse	*15*
Salbei	*10*
Wegwarte	*15*

Trinken Sie davon 2 bis 3 Tassen täglich, vor allen Dingen abends.

Eine sehr wichtige Kraftquelle des Körpers ist neben der Ernährung der Schlaf. Die Gesundheit eines Menschen hängt von mehreren Faktoren ab, die harmonisch zusammenspielen sollen:

- Guter, ausreichender Schlaf
- Gesunde Ernährung
- Frische, saubere Luft
- Bewegung im ausbalancierten Maße
- Zufriedenheit mit sich selbst und dem eigenen Leben
- Seelische Gesundheit

Im Schlaf regenerieren sich der Körper und die Seele. Deshalb sollten Schlafstörungen nicht ignoriert werden. Wie jede Krankheit weist der Körper uns auf eine Unausgewogenheit im Leben hin. Der Körper ist unser Freund, mit dem Kranksein will uns die Seele etwas mitteilen, das wir bisher übersehen haben. Meist weisen Schlafstörungen auf eine seelische Überbelastung hin. Der Mensch fühlt sich gestresst, unter Druck und überfordert von etwas in seinem Leben, oder auch bedroht. Ganz wichtig ist es, sich selbst zu fragen: Was macht mir Sorgen, wo fühle ich mich überfordert, was bereitet mir im wahrsten Sinne schlaflose Nächte und gibt es eine Möglichkeit, die äußeren Umstände zu ändern? Schlaflosigkeit deutet eben sehr oft darauf hin, dass einem zu viel ist, was man sich vorgenommen hat zu bewältigen. Sei es die Überforderung im Job, die zu viele Arbeit oder eine familiäre Belastung. Oft fehlt den Menschen das Gegengewicht des oftmals sehr aktiven Lebens wie die Passivität, die ausreichende Freizeit, die Entspannung und das Loslassen. Eine bedrohliche, Angst machende Lebenssituation, welcher man ausgesetzt ist, ob als Kind oder auch als Erwachsener, kann zu Schlaflosigkeit

führen. Meist ist die Unruhe im Außen, die den inneren Frieden stört, in Kombination mit einem unruhigen rastlosen Gemüt, das sich verstärkt, je weniger man schläft.
Um diese Erkrankung, falls sie chronisch sein sollte, zu ändern, braucht es aber auch einen ruhigen, ausgeschlafenen, kraftvollen Körper, damit man Entscheidungen treffen kann, die einem selbst gut tun. Deshalb ist es unterstützend, zuerst einmal etwas auf der körperlichen Ebene gegen die Schlaflosigkeit zu unternehmen, und dann anschließend die Ursachen davon anzugehen, wenn es möglich ist. Meist sind für jene aktiven, eher unruhigen Gemüter alle meditativen Bewegungsübungen hilfreich. Im Hier und Jetzt sein, nicht immer vorausdenken, was noch alles zu tun ist, sich selbst nicht überfordern, auch nicht in Beziehungen, und sich weniger Arbeit auflasten wäre im eigenen Verhalten hilfreich. Körper und Geist gehen Hand in Hand. Schlafen Sie ruhig, werden Sie auch tagsüber ausgeglichener sein und weniger Konfliktsituationen erleben, weil Sie womöglich weniger gereizt und empfindlich sich.

Zur Einnahme des beruhigenden Tees empfehle ich:

- Vor dem Schlafengehen nichts Aufregendes tun, wie z. B. Nachrichten oder einen Krimi schauen.
- Eine Meditation oder meditative Musik im Bett hören.
- Einen Abendspaziergang machen.
- Nicht zu spät und zu viel Abend essen.
- Das Schlafzimmer in eine Ruheoase verwandeln: kein Telefon, keine Elektrosmog Strahlungen, kein Fernseher.
- Qi Gong, Yoga, Tai Chi, regelmäßig meditative Körperübungen bringen Sie in eine ausgeglichene ruhige Mitte.
- Frische Luft im Schlafzimmer.
- Ein ruhiges Schlafzimmer.

Folgende BlütenSeelen® beruhigen den ängstlichen, unruhigen Geist

Schlüsselblume: bei Ängsten, vor allem welche mit der materiellen Existenz und auch der Zukunft zu tun haben; bei Kindern können es Ängste vor einem Neubeginn sein wie Schulwechsel, Umzug, Trennung der Eltern.

Johanniskraut: bei einem Schwall an Gedanken, welche negativ, zweifelnd, selbstkritisch sind, bei Ängsten und Unruhe jeder Art.

Kühler Kopf: im Kühlen Kopf sind mehrere Kräuter enthalten, welche eine Kombination aus beiden darstellen.

Die für Sie passende BlütenSeele® und deren Anwendung können Sie sich austesten lassen oder von einem ausgebildeten BlütenSeelen®-Fachberater empfehlen lassen.

Anwendung:

Äußerlich ein- bis dreimal täglich auf das Herzchakra und das Scheitelchakra geben.
Kühler Kopf als Spray kann man sich in die Aura sprühen.
Innerliche Anwendung: 3 Tropfen in ein Glas Wasser geben und trinken, einmal täglich bei Kindern, mehrmals täglich bei Erwachsenen.

Nervenschmerzen wie Trigeminusneuralgie, Zahnschmerzen, Ischialgie

Königskerzenblüten	10
Johanniskraut	20
Schlüsselblume	20
Kamille	20
Holunderblüten	20
Mädesüß	20

Taubheit der Nerven nach Schlaganfall, Unfällen, Verletzungen, Operationen, Muskelschwund, Schwäche der Gliedmaßen

Akupunktur, Meridianmassagen, Akupressur, Berührungen aus dem Bereich der Massage und Physiotherapie aktivierten die Nervenbahnen und beschleunigen die Heilung.

Massageöl zum Aktivieren der Nerven und Muskeln:
Massieren Sie den betreffenden Körperteil mindestens einmal täglich mit einem Körperöl ein, welches folgende Inhaltstoffe enthalten sollte:

100 ml Johanniskrautöl (Johanniskrautöl sollte es sein, weil Johanniskraut heilsam auf die Nerven einwirkt), in welches Sie folgende ätherische Öle einmischen und kräftig schütteln:

Lavendelöl	*10 Tr.*
Rosmarin	*15 Tr.*
Zimtrinde	*5 Tr.*
Pfefferminze	*10 Tr.*
Thymianöl	*10 Tr.*
Eukalyptusöl	*10 Tr.*

Schmerzen nach Unfall, Operation, wundheilend, Bluterguss auflösend, blutstillend, desinfizierend, Brüche heilend

Wundheilend sind sehr viele Heilkräuter. Falls Sie eines nicht zur Hand haben sollten, lassen Sie es weg aus dem Tee.
Falls Sie Tinkturen aus den einzelnen Kräutern zur Hand haben sollten, tränken Sie Ihren Verband mit diesen.
Unbehandelter, reiner Honig vom Imker, auf die Wunden aufgetragen, ist wundheilend.
Propolistinktur können Sie ebenfalls zum Desinfizieren der Wunden benutzen

Silberweide, Rinde	*20*	schmerzstillend, blutverdünnend; zuerst die Rinde 5 Minuten köcheln lassen, anschließend die anderen Kräuter hinzugeben und 5 bis 10 Minuten ziehen lassen.
Mädesüß	*20*	schmerzstillend, leicht blutverdünnend
Frauenmantel	*20*	fördert die Wundheilung und Fleischbildung, knochenbildend
Huflattich	*10*	fördert die Wundheilung und Fleischbildung, gegen chronisch eitrige Wunden
Schafgarbe	*20*	fördert die Wundheilung, stoppt Blutungen, desinfizierend
Johanniskraut	*20*	fördert die Wundheilung, stoppt Blutungen, blutbildend, Blutreinigung
Kamille	*20*	schmerzstillend, desinfizierend, wundheilend, entkrampfend
Echtes Labkraut	*10*	entzündungshemmend, desinfizierend, wundheilend, reinigt von Eiter
Beifuß	*15*	wundheilend, desinfizierend, blutbildend, entkrampfend
Engelwurz	*15*	gegen Thromben, blutverdünnend, wundheilend, desinfizierend

Migräne, Tinnitus, Schwindel, Kopfschmerzen

Bei einer starken Migräne trinken Sie den Tee langsam, schluckweise.

Schlüsselblume	*10*
Pfefferminze	*10*
Schafgarbe	*10*

Äußerlich kann man verschiedene Balsame oder ätherische Öle auf die schmerzende Stelle und in den Nacken einreiben. Denn eine muskuläre Nackenverspannung, sowie eine innere Anspannung und Kopflastigkeit sind die häufigsten Ursachen von Migräne. Zusätzlich wäre es hilfreich, die Leber zu stärken, siehe Leber S. 149.
Öle, Balsame oder Cremes, mit welchen Sie den Kopf und den Nacken einreiben, sollten einige von folgenden Inhaltsstoffen enthalten:
Pfefferminze, Kampfer, Lavendel, Rosmarin, Eukalyptus, u. a.

Knochenbruch, heilend

Frauenmantel	*30*
Beinwell	*15*
Huflattich	*20*

Körperöl gegen Schmerzen, Prellungen, blaue Flecken, Verspannungen, wundheilend

Als Basisöl Johanniskrautöl, mit Kamillenöl vermischt, 100 ml.

Kamillenöl-Herstellung:

Geben Sie, wenn möglich, frische Kamillenblüten in ein verschließbares Gefäß, übergießen Sie diese mit einem Öl Ihrer Wahl, am besten bis zum Rand des Gefäßes, so dass es luftdicht ist. Lassen Sie das Öl mindestens 3 Wochen in der Sonne ziehen, mehrmals schütteln. Abseihen, fertig!
Danach fügen Sie folgende ätherische Öle hinzu:

Pfefferminze	*5 bis 10 Tr.*
Eukalyptus	*5 bis 10 Tr.*
Rosmarin	*5 bis 10 Tr.*

Burn-out, Erschöpfung, Rekonvaleszenz

Rosmarin	*15*
Löwenzahn	*10*
Holunderblüten	*15*
Gänseblümchen	*10*
Kamillenblüten	*15*

Äußerliche Einreibungen mit Rosmarinöl aktivieren Ihre körperlichen Kräfte.

Müde Beine

Früher hatten sich die Menschen Kräuter in die Schuhe gelegt, wenn Sie lange Märsche vor sich hatten.

Wie Beifuß oder auch Rosmarin einfach das trockene oder frische Kraut in den Schuh legen und Ihre müden Beine werden kräftiger.

Kalte Kneippgüsse wirken wahre Wunder.

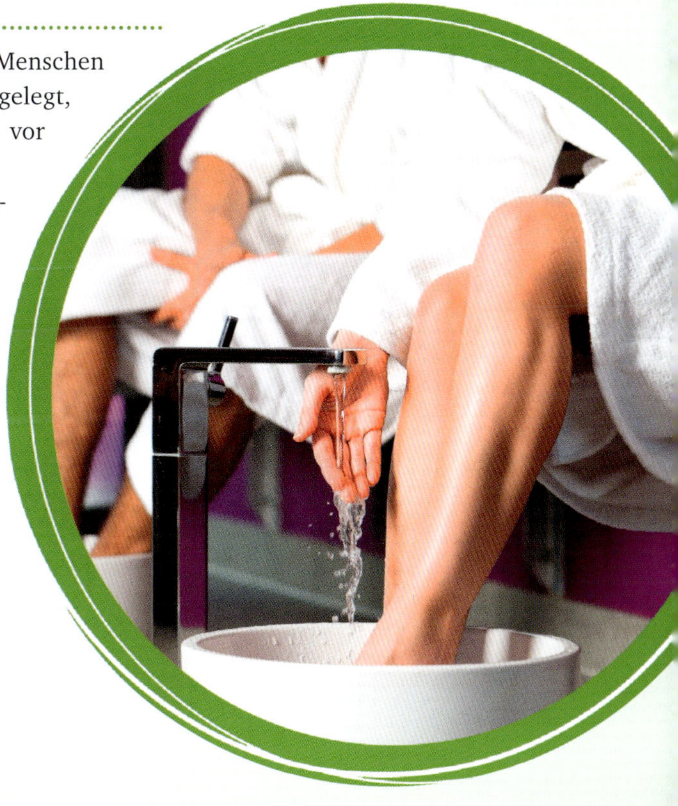

Blasenentzündung, Nierenbeckenentzündung aufgrund von Kälte oder Nässe

Das äußert sich in einer Häufigkeit von Harnwegsinfekten, verursacht beispielsweise durch kalte Füße, Sitzen oder Stehen auf kaltem Boden, Tragen von feuchter Kleidung wie im Schwimmbad, kalten Wind und Ähnliches. Wärme bessert in der Regel die Beschwerden.
Symptome der Blasenbeschwerden durch Kälte sind häufiges Wasserlassen mit vermehrtem Urin oder auch eine Harnverhaltung. Das Brennen und die Schmerzen stehen im Hintergrund, mehr der Druck und der Harndrang.

Folgendes Rezept regt die Nieren an und erwärmt den Unterleib. Es vertreibt die Kälte aus der Blase und den Nieren. Diese Mischung sollte man bei häufigen Harnwegsinfekten mit den oben genannten Symptomen auch eine Zeit vorbeugend für bis zu 4 Wochen trinken. Ebenso ist es dienlich im akuten Fall.

Brennnessel	*20*
Mädesüß	*20*
Holunder	*20*
Ingwer	*20*
Thymian	*20*

Den roten Saft der Holunderbeeren warm und bis zu 3 Tassen täglich trinken, entgiftet, stärkt und wärmt die Nierenenergie.

Blasenentzündung, Nierenbeckenentzündungen mit trockenen und brennenden Schleimhäuten, verursacht durch Hitze

Hitze kann entstehen durch häufigen Sex, durch innere Aufregung und Angst, durch Bakterien, durch hormonelle Störungen, durch Schlafmangel, durch Drogen und Alkoholmissbrauch.
Symptome sind häufiges Wasserlassen, Harndrang mit wenig Urin, Brennen und Schmerzen der Schleimhäute, der Blase. Ausreichend trinken ist wichtig, um die Blase und die Nieren zu reinigen.

Diese Erkrankung reagiert nicht oder negativ auf Wämeanwendungen wie beispielsweise bei einer Wärmflasche.
Sie ist häufig emotional bedingt durch eine Unruhe und Ängstlichkeit im Herzen. Auch eine Aufregung im positiven Sinne, wie frisch verliebt sein, kann zu Erkrankungen der Unterleibsorgane führen, weil durch die Nähe mit einem noch unbekannten Menschen schlummernde Ängste auftauchen können.

Schafgarbe	*20*
Wiesenschaumkraut	*20*
Frauenmantel	*15*
Ackerschachtelhalm	*10*
Kamillenblüten	*10*
Wegwarte	*20*
Mädesüß	*15*
Gänseblümchen	*15*

Harngrieß

Brennnessel	*20*
Wiesenschaumkraut	*20*
Brunnenkresse	*10*
Birkenblätter	*20*
Ackerschachtelhalm	*15*

Harnverhaltung, harntreibend, Wasser in den Beinen

Diese Mischung wirkt diuretisch und sollte mit Bedacht und nicht dauernd verwendet werden. Bei einer Genesung ist es gut, eine Pause vom Teetrinken zu machen.

Brennnessel	*20*
Schachtelhalm	*10*
Birkenblätter	*20*
Holunderblüten	*20*

Die Blase, die Niere und die Psyche

Wenn Blasenentzündungen zu häufig mit Antibiotika behandelt werden, schädigt dies die Schleimhäute der Blase und Harnröhre. Das führt zu immer wiederkehrenden Blasenentzündungen.
Sehr wichtig ist es, das eigene Immunsystem zu stärken, es solange mit alternativer Medizin aus der Naturheilkunde zu behandeln, bis der Körper gesundet. Neben der falschen Behandlung mit häufigen Antibiotika führen oft Ängste zu Blasenentzündungen. Eine Heilung der psychischen Ursachen der Unterleibserkrankung ist eine Voraussetzung dafür, Gesundung dauerhaft zu erfahren. Die Angst übergangen zu werden, die Angst vor Verletzung und die Angst vor Ablehnung und sich dann minderwertig, nicht liebenswert zu fühlen, spielen oft eine unterbewusste Rolle beim Entstehen der Blasenerkrankung.

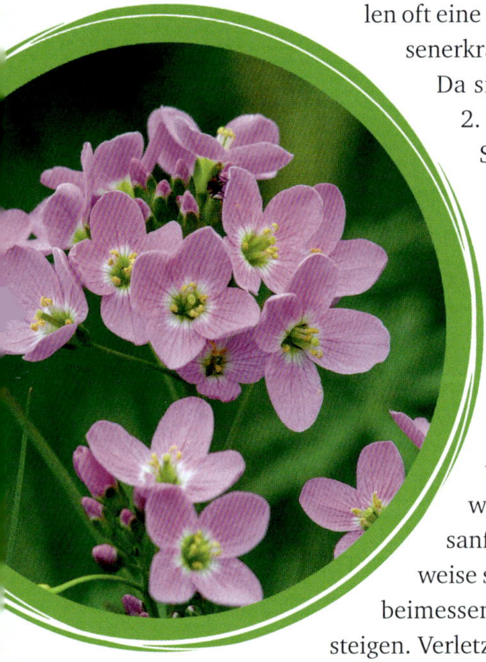

Da sich die Blase im Unterleib befindet, also im 2. Chakra, dem Sakralchakra, das mitunter die Sexualität und auch die Liebesbeziehungen energetisch stützt, stehen diese Ängste oft in Zusammenhang mit Beziehungen. Menschen mit häufigen Blasenbeschwerden, so erlebe ich es in der Praxis, sind sehr sensible und ängstliche Menschen, empfindsam und auch schnell verletzlich. Zu dieser Feinheit zu stehen, weniger hart zu sich selbst zu sein, würde in diesen Menschen weniger Ängste hervorrufen. Denn es ist wichtig für jene, sich selbst zu vertrauen und sanfter zu sich selbst zu sein als sie es normalerweise sind. Den eigenen Gefühlen mehr Bedeutung beimessen und nicht über die eigenen Ängste hinweg steigen. Verletzungen und Härte von dem Partner oder der Partnerin, Zurückweisung der eigenen Weichheit und Sensibilität und Zartheit, und auch ein Ignorieren der eigenen Verletzlichkeit kann zu Blasenentzündungen oder Störungen an der Blase führen. Ein starkes Sakralchakra äußert sich in Lust, Freude am Leben, Selbstbewusstsein, einem Ausdruck der Gefühle, Gefühle in sich wahrzunehmen und diese auch zuzulassen. Loslassen zu können, mitunter von Ängsten, und nicht festzuhalten.

Die **Blütenseele® Wiesenschaumkraut,** äußerlich auf das Sakralchakra und das Herz aufgetragen, unterstützt die Funktion der Blase und die Eigenliebe. Sie hilft dem sensiblen Menschen, mehr zu der eigenen Zartheit der Seele zu stehen, und lindert so die Ängste, welche zu Blasenerkrankungen führen können.

Bettnässen bei Kindern

Bettnässen bei Kindern weist auf unbewusste psychische Belastungen hin, die von dem Kind meistens nicht geäußert werden. Sehr oft wirken diese Kinder nach außen hin unbeschwert und fröhlich, obwohl sie innerlich angespannt sind, ängstlich und nervös.
In diesen Fällen hilft, meinen Erfahrungen nach, mehr die Behandlung der Seele als die Behandlung des Körpers. Ich habe große Erfolge mit den BlütenSeelen®.

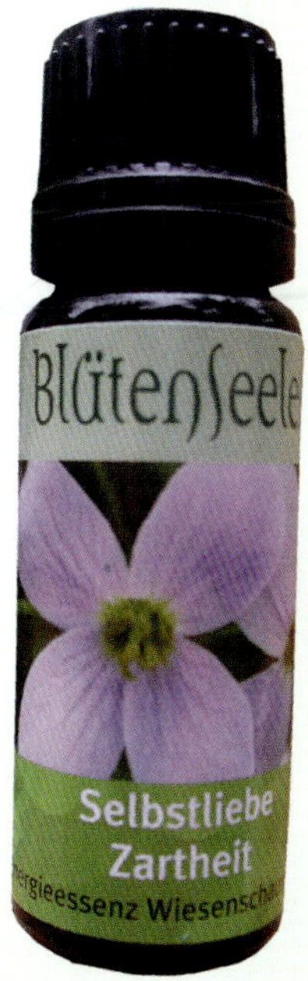

Die **BlütenSeelen® Wiesenschaumkraut** oder die Mischung **Liebeslust & Herzzauber** sind die Mittel der Wahl bei Bettnässen der Kinder. Es reicht, nur eine davon anzuwenden.

Beide BlütenSeelen® legen den Fokus verstärkt auf die Eigenliebe. Interessanterweise sind die Heilkräuter in diesen BlütenSeelen® wassertreibend und nierenstärkend.
Es reichen ein paar wenige Tropfen davon, 3 bis 5 in einem Glas Wasser trinken, ein- bis zweimal täglich.
Meist wirken die BlütenSeelen® sofort oder innerhalb weniger Tage. Zusätzlich geben Sie ein paar Tropfen auf das Sakralchakra, das befindet sich mittig zwischen Nabel und Schambein, und auf das Herzchakra.
Lassen Sie sich von einem ausgebildeten BlütenSeelen® Fachberater die jeweilige BlütenSeele® und deren Anwendung austesten.

Das Gewicht und die Psyche

Viele gut gemeinte Ratschläge und Tipps kursieren um das Thema Übergewicht. Meiner Erfahrung nach sollte man nicht nur die Ernährung und Essgewohnheiten umstellen, sondern auch das zugrundeliegende seelische Thema beachten.
Essen ist Trost, Ermutigung, Belohnung, Beruhigung. Essstörungen, die zu Übergewicht führen, werden oft schon früh in der Kindheit angelegt. Verhaltensmuster werden gebildet, welche zu der Lust auf Süßes und Essen führen können. Süß entspannt, beruhigt und gibt Kraft. Bei Überbelastung, seiner selbst vor allen Dingen, kann es zu dieser vermehrten Lust auf Süßes kommen. Unzufriedenheit und innere Unruhe sind oft auch der Anstoß, zum Kühlschrank zu gehen. Ein energievoller Mensch, der in seiner Schöpferkraft ist und das lebt, was ihn ausmacht und vorwärts drängt, fühlt sich kräftig geladen. Der Energiefluss in den Organen ist gesund und hoch. Essen wird schnell verdaut und verstoffwechselt. Man kann dann viel mehr essen und nimmt nicht an Gewicht zu. Natürlich gibt es davon auch eine krankhafte Variante, wenn es zu Untergewicht führt. Diese Menschen brauchen mehr die innere Ruhe, das innere Ankommen, dann wird auch der Energieumsatz langsamer. Das Gefühl im Leben zu stagnieren, um die gleichen Themen zu kreisen, äußert sich dann in einem erniedrigten Energieumsatz der inneren Organe. Bei einem verlangsamten Verdauungsapparat legt der Körper schneller Gewicht an. Darum ist es notwendig, wenn man dauerhaft Gewicht verlieren will, auch die eigenen Bedürfnisse näher zu betrachten und sie aufzuspüren. Fragen Sie sich selbst, seien Sie achtsam und bewusst: Wann hab ich denn Lust auf Essen, obwohl ich keinen Hunger habe, wie fühle ich mich, wenn ich Essgelüste habe? Unruhig, genervt, traurig, einsam, ungeliebt, überfordert, ängstlich, unzufrieden oder leblos? Stagniert, ratlos? Wie kann ich den Zustand verändern?
Unglücklichsein führt bei manchen Menschen zu eben dieser Verlangsamung des Stoffwechsels.
Der Fehler, den viele begehen, heißt wenig essen. Das Gegenteil sollte man tun, nicht hungern, satt werden auf allen Ebenen, auf den emotionalen und körperlichen.
Der Körper samt seine inneren Vorgänge reagiert auf Hungern und Fasten mit Speichern. Das heißt, er hat die Information, wir sind auf Entzug gesetzt, jetzt müssen wir alles, was wir kriegen, festhalten. Logisch, wir sind aus der Natur gemacht, aus den Früchten der Erde, der Luft, dem Sonnenlicht, dem Wasser. Was

tut eine Pflanze und ein Tier, wenn es hungern und dursten muss. Es sammelt, um die schlechten Zeiten durchzustehen, so auch unser Körper. So höre ich oft, ich esse so wenig und nehm schon zu beim Hinschauen.

Gut wäre es also um abzunehmen, bei Hunger zu essen, dreimal täglich, wenn möglich. Dann aber auch leichtere Nahrung, die den Stoffwechsel anregt, wie Eintöpfe und Suppen mit Gemüse und auch Fleisch. Das Ganze am besten noch scharf gewürzt mit Ingwer, Knoblauch und anderen Gewürzen wie Kümmel, Fenchel, Curry, indischen Gewürzen, damit der Stoffwechsel angeheizt wird. Abends vor allen Dingen leichter schnell verdauliche Kost zu sich nehmen. Nebenbei kann man Tees trinken, auch lauwarm, um die Ausscheidung und die Verstoffwechslung anzuregen. Sehr häufig machen Menschen den Fehler, bei einer Diät nur Kaltes zu sich zu nehmen. Gekochte Nahrung ist besser und mit den richtigen Gewürzen versehen kurbelt die Wärme eben die Verdauungsorgane noch an.

Hilfreich ist es, appetitanregende Nahrungmittel zu sich zu nehmen, damit der Stoffwechsel erhöht wird. Verzichten Sie auf verschlackende, verschleimende Nahrungsmittel wie schwere Milchprodukte und Süßspeisen, Kohlenhydrate, süß und fett kombiniert wie Schokolade, Gebäck oder Eis.

Informieren Sie sich, was Appetit ist. Meist machen alle Kochgewürze Appetit und regen die Verdauung an, da können Sie also nichts verkehrt machen. Deshalb sind Sie ja dem Essen auch zugefügt worden.

Mischung zum Abnehmen und Entschlacken

Gerne können Sie in den kühleren Jahreszeiten auch noch frischen Ingwer hinzugeben, in dünne Scheiben geschnitten oder gerieben. Diesen im Absud belassen. Der Tee wird dann über den Tag immer schärfer.

Falls Sie Leberprobleme haben, geben Sie noch 20 g Löwenzahn hinzu.

Falls Sie zu stark entwässern, fügen Sie Zitrone hinzu und reduzieren die Brennnessel.

Holunderblüten	10
Echtes Labkraut	20
Mädesüß	10
Dost	15
Brennnessel	20
Fenchel	20
Kümmel	20

Blutreinigung

Eine dauernde Einnahme von Medikamenten, eine akute Vergiftung, ungesunde Ernährung, Vergiftungen durch Einatmen von Umweltgiften, stetiges Leben in einer smogbelasteten Umgebung, Mangel an Natur und Bäumen im täglichen Leben, Drogen und Alkohol, belasten den Organismus.

Anbei eine Teemischung von Kräutern, welche Gifte aus dem Körper schaffen. Machen Sie damit eine Kur von bis zu 6 Wochen.

Birkenblätter	*10*
Dost	*20*
Engelwurz	*20*
Wegwarte	*20*
Schafgarbe	*20*
Echtes Labkraut	*20*
Eisenkraut	*20*

Diese Mischung regt die Blutreinigung an über die Nieren, Leber und den Wasserhaushalt.
Bei akuten Vergiftungen suchen Sie den Notarzt auf.

Zellulitis

Pfefferminze	*10*
Echtes Labkraut	*20*
Birkenblätter	*10*

Stellen Sie folgendes Öl her und massieren Sie es in die Beine.
Es verjüngt die Haut und entschlackt das Gewebe:

Auf 100 ml Trägeröl Ihrer Wahl geben Sie:

Zypresse ätherisches Öl	5 Tr.
Orange ätherisches Öl	10 Tr.
Zitrone ätherisches Öl	10 Tr.
Limette ätherisches Öl	5 Tr.
Rosmarin ätherisches Öl	10 Tr.
Wacholder ätherisches Öl	5 Tr.

Falls Ihnen diese Mischung zu kräftig ist oder ihre Haut empfindlich reagiert, verdünnen Sie das Öl nochmals mit 100 ml Trägeröl.
Das gemischte Öl mehrmals kräftig schütteln, damit sich die ätherischen Öle gut auflösen.

Tee nach Impfungen bei Kindern und Erwachsenen

Schafgarbe	10
Wegwarte	10
Dost	10
Pfefferminze	10

Für ein bis zwei Wochen trinken, um die Nebenwirkungen der Impfungen abzuschwächen.

Impfungen sind sehr umstritten und viele Kleinkinder erhalten einen intensiven Cocktail an Impfstoffen, welche auch zu hartnäckigen Nebenwirkungen führen können.
Eltern sollten sich selbst informieren und sich ein eigenes Bild machen. Zu häufig wird Panik geschürt, wenn das Kind oder der Erwachsene nicht alle derzeit in Mode gekommenen Impfungen bekommt. Die Mehrfachimpfungen stellen eine unnatürlich hohe Belastung für den Organismus des Kindes dar. Jeder Elternteil sollte das Für und Wider abwägen.

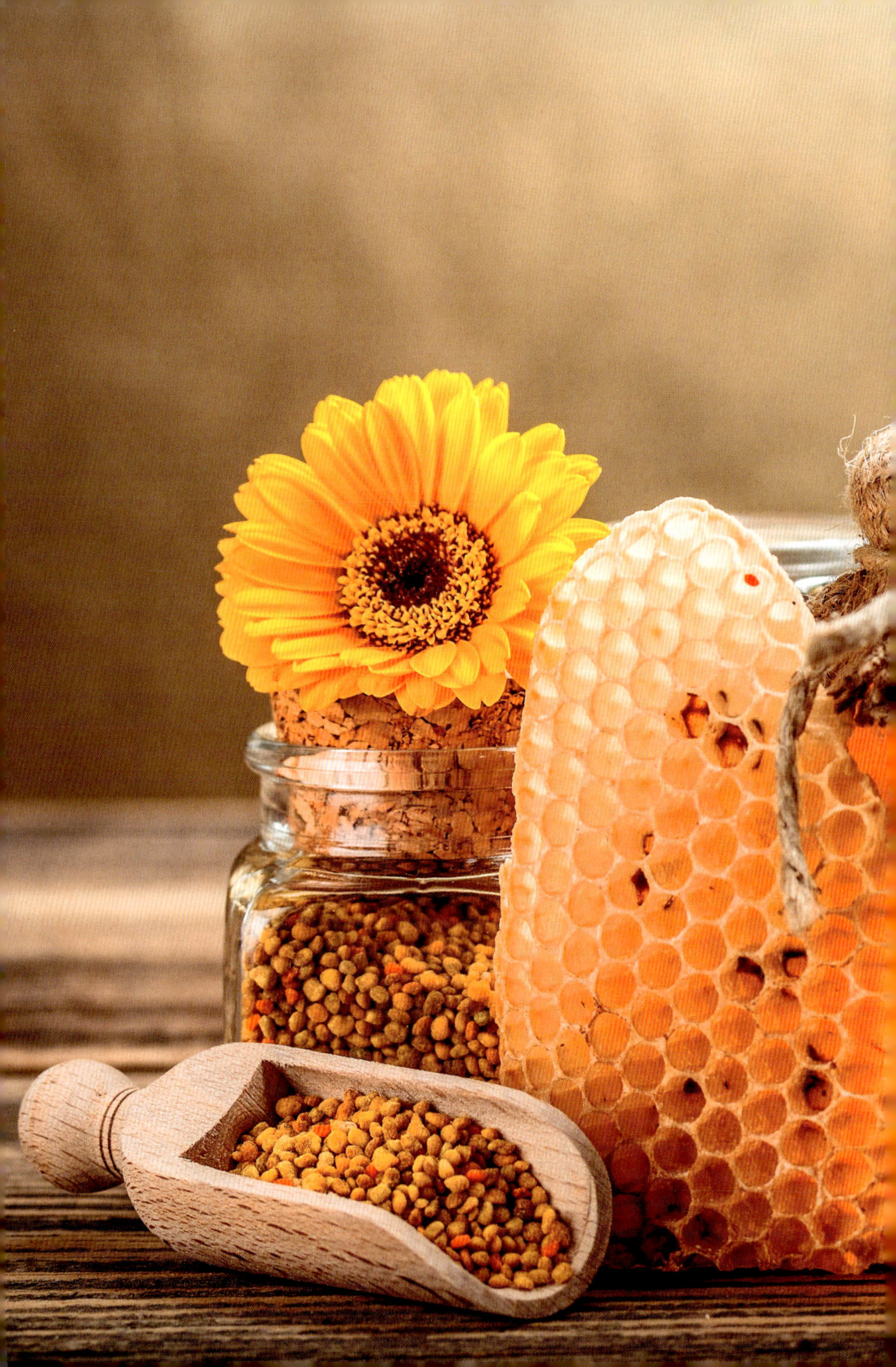

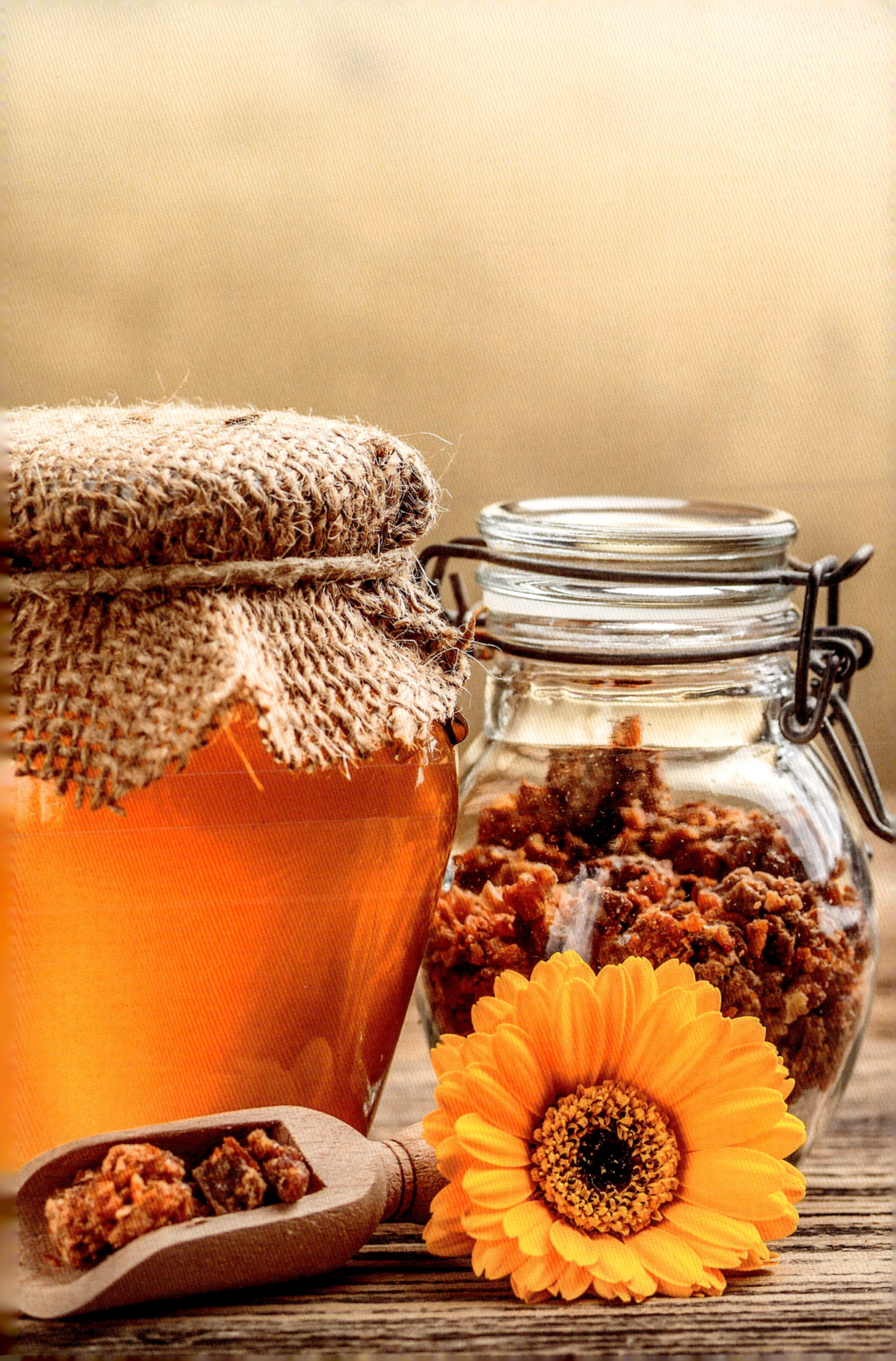

Hier können Sie auswählen, was Sie mitnehmen wollen – je nach Ihrer Konstitution

Dosierung der Tinkturen:

Erwachsene: 10 bis 20 Tropfen 3 Mal täglich
Kinder: 5 bis 10 Tropfen 3 Mal täglich

Propolistinktur

Propolis ist ein Kittharz, welches die Bienen produzieren und damit ihren Bienenstock abdichten gegen Eindringlinge von außen. Propolis, ein Harz, das die Bienen vor Krankheiten schützt und einen Abwehrwall um sie bildet wie der Burgwall um eine Stadt.

Um eine Tinktur zu erhalten, legt man das Propolis in hochprozentigem Alkohol ein, Sie erhalten Propolistinktur in der Regel von Ihrem Imker oder in der Apotheke. Propolis ist wie ein Allheilmittel.

Es desinfiziert, stärkt das Immunsystem, heilt von Infekten jeglicher Art und ist auch schmerzstillend.

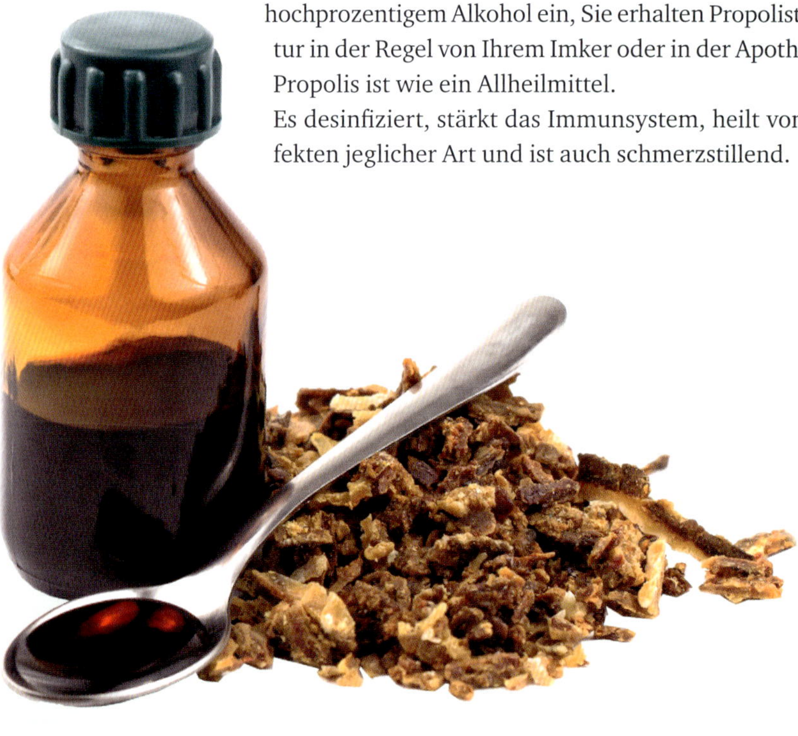

Erkältung, Infekt

3 Mal täglich 15 Tropfen innerlich einnehmen
Kinder: 3 Mal 5 bis 10 Tropfen, je nach Alter des Kindes, einnehmen

Ich habe es in meiner Reiseapotheke immer dabei.
Auch bei **Zahnschmerzen, Vereiterungen, Aphten** reiben Sie es direkt auf den Zahn oder die betroffene Stelle mehrmals täglich ein. Die Johanniskrauttinktur ist auch sehr hilfreich bei Beschwerden mit den Zähnen.

Haben Sie eine **Verletzung der Haut durch Insektenstiche, Abschürfungen** oder anderes, geben Sie die Propolistinktur pur auf die Haut. Oder sprühen Sie das Schutz- & Reinigungsspray auf die Wunde.

Aber seien Sie vorsichtig, da der Alkohol bei offenen Wunden sehr brennen kann.
Haben Sie einen **eingewachsenen Zehennagel** oder **Fingernagel,** tropfen Sie etwas von der Tinktur auf die Schwellung.

Schmerzmittel aus der Natur

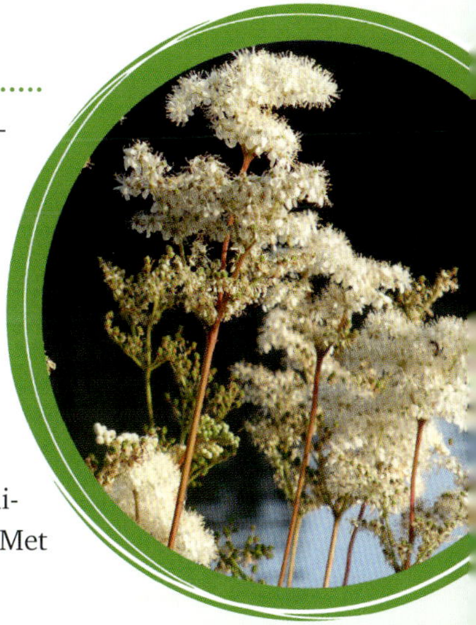

Mädesüßelixier oder Johanniskrauttinktur bei Nervenschmerzen. Mädesüß ist ein natürliches Aspirin der Natur, es stillt Schmerzen, senkt Fieber und ist unglaublich wirksam bei Infekten und Schmerzen.

Ich stelle mir mein Mädesüßelixier selbst her, indem ich die frisch geernteten Blüten und auch teilweise das Kraut in Met einlege. Mädesüß passt vom Geschmack des Krautes sehr gut zu süßen alkoholischen Grundstoffen in welchen man das Kraut für einige Wochen im Sommer ansetzt und ziehen lässt, wie Met oder Sherry oder Korn mit Zucker versetzt.

Sonnenbrand

- Johanniskrautöl einmassieren
- Aloe Vera Gel pur auf die Haut einreiben
- Eine Zitrone halbieren und sich mit der saftigen Seite einreiben. Lassen Sie die Zitronenstückchen ruhig etwas auf Ihrer Haut ruhen.

Herpes

Propolistinktur oder Zitronenöl pur auftragen oder Schutz & Reinigungsspray

Vergiftungen

Ich verwende die BlütenSeele® Schutz und Reinigung, oder eine Tinktur aus Dost, Schafgarbe, Echtem Labkraut und Wegwarte.

Fieber

Mädesüßtinktur, Wegwartenwurzel als Tee

Durchfall

Wegwartenwurzel, Schachtelhalm in Kombination mit der Vergiftungstinktur

Sonnenstich

Dunkelheit, viel Wasser trinken, Wassermelone essen
Schafgarbentinktur oder Johanniskrauttinktur innerlich anwenden

Nervenentzündungen, Nervenschmerzen

Innerlich Johanniskrauttinktur
Äußerlich Johanniskrautöl einreiben

Wunden, Vereiterungen, trockene Lippen, trockene Haut

Als Heilsalbe habe ich eine Propolissalbe immer dabei.

BlütenSeele® Schutz und Reinigung

Das Spray habe ich dabei, um Räume oder Betten in Hotelzimmern zu reinigen.

Die **BlütenSeele® Schutz & Reinigung** in 10-ml-Form ist mein Breitbandantiseptikum. Ich verwende es bei Infekten jeglicher Art, Erkältungen oder Magen-Darm-Verstimmung.

BlütenSeele® Schlüsselblume oder Johanniskraut bei Flugangst, Reiseangst, Schlafstörungen, Nervosität

Diese wende ich an bei Schlafstörungen und Unruhe. Ich gebe sie auf das Herz- und Stirnchakra.

Reisekrankheit, Übelkeit

Kandierten Ingwer essen
Dost als Tinktur

Knochenschwund der Zähne, Zähne locker, Zahnfleischrückgang

Frauenmantel	*20*
Schachtelhalm	*15*
Wegerich	*15*
Schafgarbe	*20*

Diese Kräuter wirken zusammenziehend und stärken die Mineralien und den Schmelz des Zahns.

Zähne locker, Zahnfleisch blutend, Zahnfleisch entzündet, Zähne schwach

In diesem Fall ist das Zahnfleisch zusätzlich entzündet und gerötet.

Schachtelhalm	*20*
Frauenmantel	*20*
Wegwarte	*20*
Huflattich	*15*
Schafgarbe	*20*
Dost	*15*

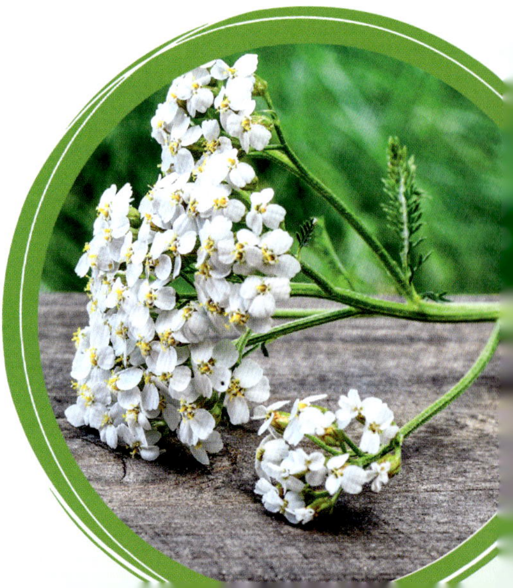

Entzündungen des Zahnes, des Zahnfleisches mit Eiter

Kamille	20
Johanniskraut	20
Schafgarbe	15
Pfefferminze	20
Wegwarte	15
Dost	15

Äußerliche Behandlung:

Dirket auf die entzündete Stelle Propolistinktur auftupfen. Es heilt Entzündungen, zieht Eiter und ist schmerzstillend.
In ein Mundwasser Kamillentinktur geben und spülen.

Zahnschmerzen

Innerliche Behandlung:

Mädesüß	20
Johanniskraut	20

Äußerliche Behandlung:

Auf den schmerzenden Zahn wenige Tropfen eines ätherischen natürlichen Nelkenöls auftupfen. Nicht trinken. Das ätherische Öl ist stark schmerzstillend und betäubend.
Zur Not kann man auch auf eine Nelke beißen.
Oder auch Propolistinktur oder Nelkenöl auf ein Wattepad geben und zwischen den Zähnen anbringen.

Nach einer Zahnoperation, Wurzelbehandlung, Zähneziehen oder anderem invasiven Eingriff

Frauenmantel	20	fördert die Wundheilung und Knochenheilung
Johanniskraut	20	beruhigt die Nerven
Schafgarbe	20	verhindert Nachbluten, stoppt Blutungen

Trinken Sie diesen Tee und spülen Sie auch den Mund damit.
Wahlweise ist es auch wirksam, die verletzte Stelle mit den Tinkturen aus den Kräutern zu betupfen.

Mittelohrentzündung

Kamille	20
Königskerzenblüten	20
Pfefferminze	15

Falls die Ursache der Ohrenentzündung eine chronische Stirnhöhlenentzündung ist, sollte diese unbedingt mitbehandelt werden.

Äußerliche Behandlung der Mittelohrentzündung:

Reines ätherisches Lavendelöl auf einen Wattebausch geben und in den äußeren Gehörgang geben.

Die **BlütenSeele® Huflattich** in den äußeren Gehörgang einreiben.

Aphten

Spitzwegerich	10
Salbei	10
Frauenmantel	10
Schachtelhalm	10

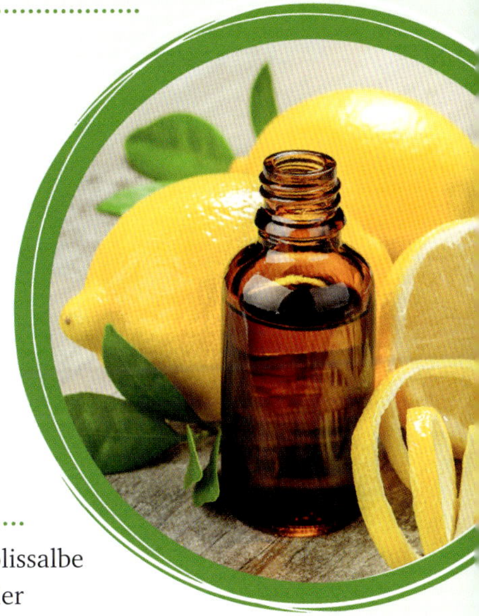

Propolistinktur pur auf die Aphten zu geben ist stark heilend und schmerzlindernd.

Herpes der Lippen

Propolistinktur äußerlich auftragen oder Propolissalbe oder reines ätherisches Zitronenöl auftupfen oder

BlütenSeele® Schutz- & Reinigungsspray auf die Lippen sprühen

Tonsillitis (Mandelentzündung)

Dost	15
Pfefferminze	15
Kamille	15
Echtes Labkraut	10
Eisenkraut	10
Wegwarte	15

Zum 120. Geburtstag von Michl Ehbauer

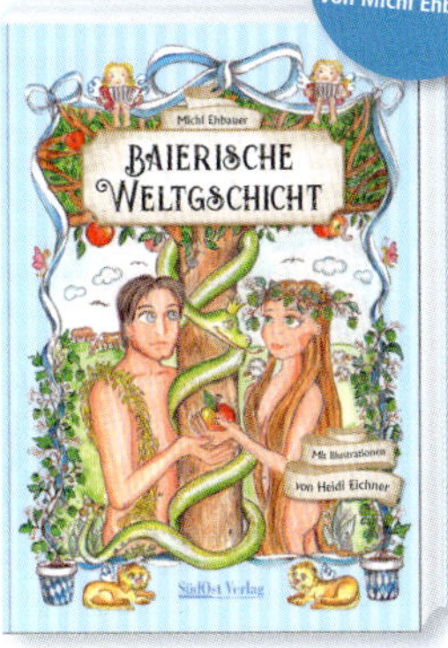

Michl Ehbauer
Baierische Weltgschicht, Band 1 (farbig illustrierte Schmuckausgabe)
6. Auflage 2019,
mit Illustrationen
von Heidi Eichner,
312 Seiten,
Format 14,8 x 21 cm,
durchgehend farbig,
Hardcover
ISBN 978-3-86646-760-6
Preis: 19,90 EUR

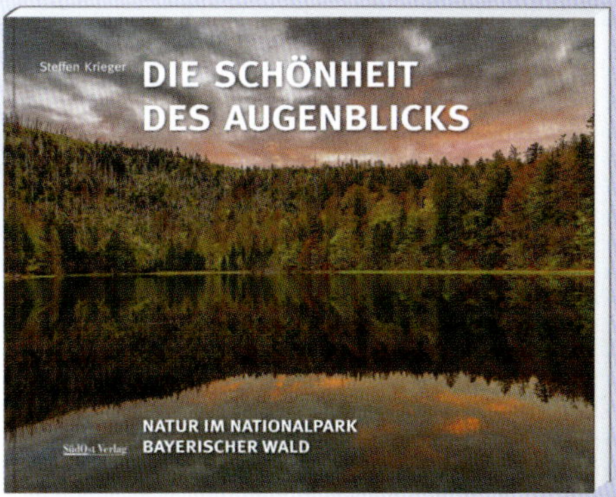

Steffen Krieger
Die Schönheit des Augenblicks
Natur im Nationalpark Bayerischer Wald
ISBN 978-3-86646-786-6
Preis: 29,90 EUR

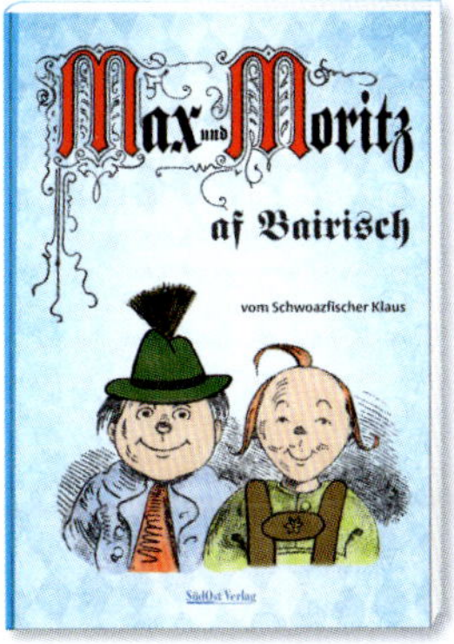

»Schpitz, di soll da Deifl holn!«

(Witwe Bolte)

Klaus Schwarzfischer
(Schwafi)
Max und Moritz af Bairisch
1. Auflage 2019, 64 Seiten,
Format 17 x 24 cm,
durchgehend farbig,
Hardcover
ISBN 978-3-95587-752-1
Preis: 14,90 EUR

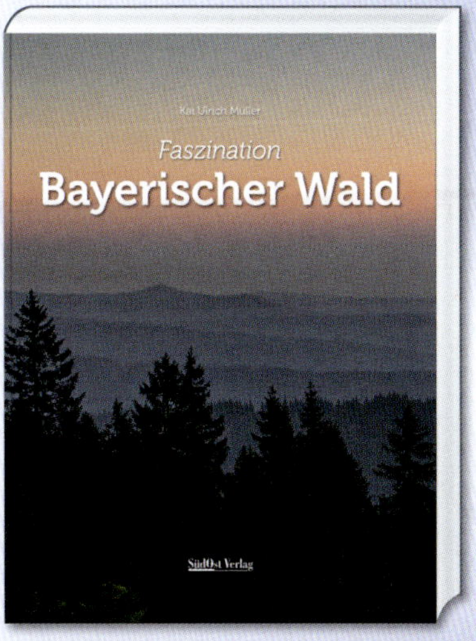

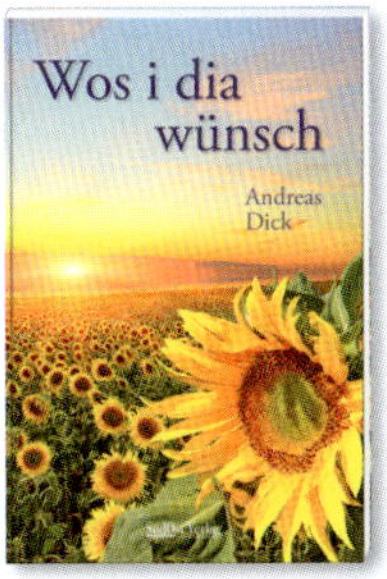

Andreas Dick
Wos i dia wünsch
ISBN 978-3-95587-717-0
Preis: 10,00 EUR

Kai Ulrich Müller
Faszination Bayerischer Wald
ISBN 978-3-86646-750-7
Preis: 29,90 EUR

Das komplette Programm mit Leseproben finden Sie in unserem Online-Shop unter:
www.battenberg-gietl.de